POTIONNEUSE

Soigner grâce aux plantes

Un guide complet sur le pouvoir des plantes, des infusions, des décoctions, des teintures … pour soigner les maux

Joana CARASCO

Collection : Les grimoires de Joana

Sommaire

Chères lectrices, chers lecteurs,

Avez-vous déjà ressenti ce profond appel de la nature qui résonne en vous ? Avez-vous déjà levé les yeux vers les étoiles, senti la douce brise caresser votre visage ou marché pieds nus sur le sol de la Terre en quête de réponses, de sens, de guérison ? Moi aussi.

Ce livre est bien plus qu'un simple guide sur les plantes médicinales. Il est un hommage à nos ancêtres, à ces chamans, sorcières, druides, guérisseurs, et à tous ceux qui ont compris que la nature était le plus grand trésor qui nous ait été offert. C'est un voyage au cœur de notre essence, de notre connexion intrinsèque à la Terre, à travers la magie des plantes.

Pendant de nombreuses années, j'ai cherché un sens au monde qui nous entoure. J'ai contemplé la lueur des étoiles et me suis demandé pourquoi nous sommes ici, sur cette planète extraordinaire, avec ses montagnes majestueuses, ses forêts mystiques et ses océans profonds. J'ai écouté le chant des oiseaux, le murmure du vent dans les feuilles, et j'ai compris que la nature avait un langage bien à elle, accessible à ceux qui prenaient le temps de l'écouter.

J'ai plongé dans l'étude des plantes, de leurs vertus, de leurs secrets millénaires. J'ai exploré les prairies, les sous-bois, et les rives des rivières pour identifier ces précieuses alliées qui pouvaient apaiser nos maux, équilibrer nos émotions, purifier notre corps, et guider notre âme vers la sérénité.

En véritable potionneuse, j'ai appris les plantes, leurs préparations, leurs pouvoirs. J'ai découvert les recettes magiques transmises de génération en génération, celles qui ont survécu à l'épreuve du temps, gardiennes des secrets de nos ancêtres. Aujourd'hui, je suis ravie de partager avec vous ces précieuses connaissances, ces secrets de potionneuse aguerrie qui vous permettront, à vous aussi, de vous soigner par les plantes.

Au fil des pages de ce livre, nous parcourrons ensemble cette merveilleuse aventure, guidés par la sagesse des plantes. Nous apprendrons à écouter leur murmure, à comprendre leurs enseignements, et à découvrir la force de leur guérison. Nous nous reconnecterons à la nature, à la terre qui nous nourrit, à la sagesse de nos ancêtres, et à la magie qui réside en chacun de nous.

Que ce voyage vous apporte la paix, la santé, et l'harmonie que vous recherchez. Que les plantes deviennent vos alliées, vos amies, vos enseignantes. Et que vous puissiez reprendre le contrôle de votre vie, de vos émotions, de votre corps, de votre âme, grâce au pouvoir de la nature.

Bienvenue dans cet univers où la magie opère à travers les feuilles, les racines, les fleurs, et les étoiles. Bienvenue dans le monde envoûtant de la phytothérapie.

Avec gratitude et amour pour la nature,

Introduction

L'art de la phytothérapie, entre histoire et tradition

Depuis des millénaires, les plantes ont joué un rôle fondamental dans la recherche de l'humanité en quête de santé, de bien-être et de guérison. La phytothérapie, l'art de traiter les maux et les affections à l'aide de plantes médicinales, peut être considérée comme l'une des formes de médecine les plus anciennes et les plus universelles de la planète. Son origine se perd dans les brumes du temps, ses racines plongeant profondément dans les cultures et les civilisations anciennes du monde entier.

Dans les méandres de l'histoire, des pratiques médicinales à base de plantes ont émergé indépendamment dans différentes régions du globe. Les premiers utilisateurs de plantes médicinales ont été les premiers observateurs de la nature, apprenant à identifier les plantes qui pouvaient soulager leurs afflictions. Des tablettes d'argile sumériennes datant de plus de 5 000 ans décrivent déjà des préparations à base de plantes pour traiter divers maux.

Les Chinois anciens ont développé la Materia Medica, un recueil de connaissances sur les plantes médicinales qui remonte à plus de 2 000 ans, et qui continue d'être une source d'inspiration pour la médecine chinoise traditionnelle. Les Égyptiens, quant à eux, utilisaient des herbes comme la sauge et le thym dans leurs rituels funéraires, tout en employant l'aloès pour traiter les brûlures et les blessures.

Les Amérindiens d'Amérique du Nord ont une riche tradition de guérison par les plantes, utilisant des herbes comme la sauge blanche et le tournesol sacré dans des rituels de purification et de guérison. Les connaissances sur les plantes médicinales étaient souvent transmises de génération en génération au sein des tribus.

La phytothérapie est une véritable manifestation de la connexion profonde entre l'humanité et la nature. Elle témoigne du fait que nos ancêtres ont appris à vivre en harmonie avec leur environnement, à observer attentivement les plantes qui les entouraient et à exploiter leurs propriétés curatives pour soulager leurs souffrances. Ces traditions anciennes ont été façonnées par des expériences, des essais et des erreurs, et elles ont évolué au fil du temps pour devenir des systèmes médicaux sophistiqués.

Ce livre vous invite à plonger dans cette histoire riche et fascinante de la phytothérapie, à explorer les traditions anciennes qui ont légué ces connaissances précieuses de génération en génération. Nous allons découvrir comment les cultures du monde ont célébré et utilisé les plantes médicinales pour traiter une myriade de maux, et comment ces pratiques ont finalement convergé pour former la base de la phytothérapie moderne. À travers ces pages, nous espérons raviver la connexion ancestrale entre l'humanité et la nature, en explorant le monde des plantes médicinales et en honorant la sagesse de nos prédécesseurs dans leur quête continue de santé et de guérison.

Les bienfaits des plantes médicinales dans la vie quotidienne

Dans notre monde moderne, caractérisé par le rythme effréné de la vie, le stress constant et l'exposition à de multiples facteurs environnementaux, de plus en plus de personnes cherchent des moyens naturels et holistiques de prendre soin de leur santé. Les plantes médicinales se présentent comme une réponse précieuse à cette quête universelle de bien-être. Elles constituent un trésor de la nature, offrant une panoplie de remèdes à portée de main pour une grande variété de maux qui peuvent affecter notre vie quotidienne.

Soulager les maux courants

Que vous soyez aux prises avec un mal de tête lancinant, des douleurs musculaires après une longue journée de travail, ou des troubles digestifs occasionnels, il existe une plante médicinale qui peut vous apporter un soulagement efficace et naturel. Les propriétés curatives des plantes médicinales sont multiples et variées. Certaines plantes, comme la camomille, ont des propriétés anti-inflammatoires et apaisantes qui peuvent atténuer les maux de tête et les tensions musculaires. D'autres, comme le gingembre, sont réputées pour leur capacité à stimuler la digestion et à soulager les troubles gastro-intestinaux.

Renforcer le système immunitaire

La prévention des maladies est un aspect essentiel de la santé au quotidien. Un système immunitaire fort est votre première ligne de défense contre les infections. Les plantes médicinales telles que l'échinacée, l'astragale et le sureau ont démontré leur efficacité pour renforcer le système immunitaire. Elles peuvent aider à prévenir les infections saisonnières, telles que les rhumes et la grippe, et à réduire la durée et la sévérité de ces maladies lorsqu'elles se manifestent.

Promouvoir la santé mentale et émotionnelle

Dans le tourbillon de la vie moderne, la gestion du stress et de l'anxiété est devenue une préoccupation majeure pour de nombreuses personnes. Les plantes médicinales, comme la mélisse, la valériane et la lavande, offrent des solutions naturelles pour apaiser l'esprit, favoriser la relaxation et améliorer la qualité du sommeil. Elles peuvent être précieuses pour maintenir un équilibre mental et émotionnel dans un monde de plus en plus stressant.

Une variété de remèdes à portée de main

Ce livre a pour objectif de vous guider dans l'exploration de ces merveilles de la nature en mettant à votre disposition une variété de remèdes à base de plantes pour les maux courants de la vie quotidienne. Vous découvrirez comment préparer et utiliser ces remèdes de manière sûre et efficace. Nous vous fournirons des informations détaillées sur les plantes médicinales, leurs propriétés, leurs modes d'action et leurs bénéfices potentiels pour votre santé.

En embrassant les bienfaits des plantes médicinales dans votre vie quotidienne, vous pouvez non seulement améliorer votre bien-être, mais aussi renouer avec la sagesse de la nature. Vous constaterez que la phytothérapie offre une approche holistique de la santé, en prenant en compte l'équilibre du corps, de l'esprit et de l'âme. Nous vous invitons à parcourir les pages de ce livre et à découvrir comment les plantes médicinales peuvent devenir vos alliées précieuses dans la quête d'une vie plus saine, plus équilibrée et plus proche de la nature.

Sécurité et précautions dans l'utilisation des plantes

Alors que la phytothérapie offre un potentiel immense pour la guérison et le bien-être, il est impératif d'aborder cette discipline avec le plus grand respect et la plus grande prudence. Les plantes médicinales, bien qu'issues de la nature, sont des substances puissantes, capables d'exercer des effets significatifs sur le corps. Leur utilisation nécessite une compréhension approfondie et une approche responsable.

1. Connaissance approfondie des plantes

Avant de commencer à utiliser des plantes médicinales, il est essentiel de connaître leur identité, leurs propriétés et leurs utilisations spécifiques. Ne prélevez jamais ou n'utilisez pas de plantes à des fins médicinales sans être absolument certain de leur identification. Les erreurs peuvent avoir des conséquences graves pour votre santé.

2. Qualité des plantes

La qualité des plantes médicinales que vous utilisez est cruciale. Privilégiez les sources fiables et achetez des produits de qualité, de préférence auprès de producteurs ou de fournisseurs de confiance. Évitez de cueillir des plantes dans la nature sans une connaissance approfondie, car cela peut avoir un impact sur les écosystèmes locaux.

3. Préparation appropriée

La manière dont vous préparez les plantes médicinales peut influencer leur efficacité et leur sécurité. Suivez scrupuleusement les instructions de préparation, que ce soit pour faire une infusion, une décoction, une teinture, ou d'autres préparations. La quantité, la durée d'infusion et les parties de la plante utilisées sont autant de facteurs qui peuvent avoir un impact sur la sécurité et l'efficacité du remède.

4. Posologie et durée d'utilisation

Respectez toujours la posologie recommandée pour chaque plante médicinale. N'augmentez pas les doses au-delà de ce qui est recommandé, car cela peut provoquer des effets indésirables. De plus, il est important de ne pas utiliser certaines plantes de manière prolongée sans supervision appropriée, car cela peut entraîner une dépendance ou des problèmes de santé.

5. Interactions médicamenteuses

Il est crucial d'informer votre professionnel de la santé de toutes les plantes médicinales que vous utilisez, en particulier si vous prenez des médicaments. Certaines plantes peuvent interagir avec des médicaments, modifiant leur efficacité ou provoquant des effets secondaires indésirables. Ne cessez jamais de prendre des médicaments prescrits sans l'avis de votre médecin.

---

6. Consultation médicale en cas de besoin

Dans certains cas, il est impératif de consulter un professionnel de la santé avant de recourir à la phytothérapie. Cela est particulièrement vrai si vous avez des conditions médicales sous-jacentes, si vous êtes enceinte, si vous allaitez, ou si vous envisagez d'utiliser des plantes médicinales pour traiter des affections graves. Un professionnel de la santé peut vous donner des conseils précieux et s'assurer que l'utilisation des plantes médicinales est appropriée dans votre cas.

En conclusion, la phytothérapie offre de précieux outils pour prendre soin de votre santé naturellement, mais elle doit être abordée avec précaution et respect. Ce livre vous guidera à travers ces précautions essentielles, vous aidant à bénéficier pleinement des bienfaits des plantes médicinales tout en minimisant les risques potentiels pour votre santé.

Plantes médicinales de base

Les herbes de la pharmacie naturelle

Au cœur de la phytothérapie se trouvent les herbes, les joyaux verts de la pharmacie naturelle. Ces plantes, riches en composés bioactifs, ont été utilisées depuis des millénaires pour soulager une multitude de maux. Dans ce chapitre, nous explorerons les herbes de base qui devraient figurer dans la trousse de phytothérapie de tout amateur de plantes médicinales. Nous découvrirons leurs propriétés thérapeutiques, leurs utilisations traditionnelles et comment les intégrer dans votre vie quotidienne.

Les fondations de votre trousse de phytothérapie

Les herbes polyvalentes : découvrez les herbes qui sont souvent considérées comme les incontournables de la phytothérapie. De la camomille apaisante à la menthe poivrée revitalisante, ces herbes peuvent traiter une variété de maux courants.

La Camomille
Matricaria chamomilla

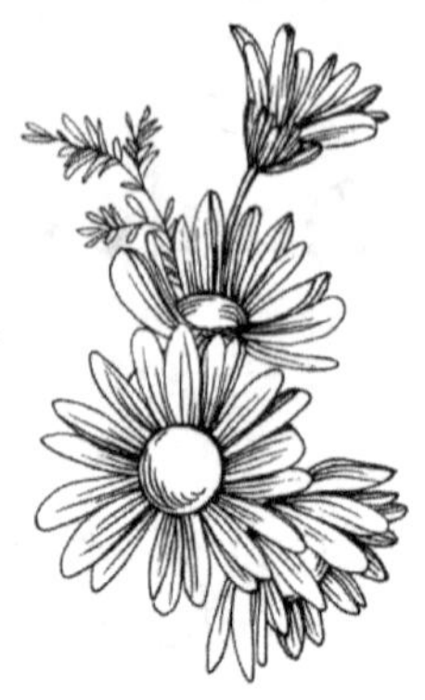

Famille botanique
Asteraceae (famille des astéracées)

DESCRIPTION

La camomille, également connue sous le nom de camomille allemande ou camomille sauvage, est une plante herbacée annuelle originaire d'Europe, d'Asie occidentale et d'Afrique du Nord. Elle mesure généralement de 15 à 60 cm de hauteur. Ses feuilles sont finement divisées et ses fleurs ressemblent à de petites marguerites, avec un cœur jaune entouré de pétales blancs. La camomille dégage un parfum doux et apaisant.

PARTIES UTILISEES

Les parties de la camomille couramment utilisées à des fins médicinales sont les fleurs séchées.

PROPRIETES MEDICINALES

La camomille est largement appréciée pour ses propriétés apaisantes et anti-inflammatoires. Elle contient des composés actifs tels que les flavonoïdes et les terpènes, qui contribuent à ses bienfaits médicinaux. Parmi ses principales propriétés, on peut citer :

Apaisante : La camomille est célèbre pour son action apaisante, notamment pour calmer les nerfs, réduire le stress et l'anxiété.

Digestive : Elle est couramment utilisée pour soulager les troubles digestifs tels que les maux d'estomac, les gaz, les ballonnements et les crampes.

Anti-inflammatoire : La camomille peut réduire l'inflammation, ce qui en fait un choix populaire pour apaiser les irritations cutanées mineures.

Sédative : Elle est bénéfique pour favoriser le sommeil et traiter l'insomnie.

UTILISATIONS COURANTES

La camomille est souvent consommée sous forme de tisane pour ses bienfaits apaisants et digestifs. Elle est également utilisée dans les produits de soins de la peau, notamment les lotions, les crèmes et les huiles essentielles, pour traiter des problèmes cutanés légers. Certains shampooings et après-shampooings contiennent également de la camomille pour ses propriétés adoucissantes pour les cheveux.

PRECAUTIONS

La camomille est généralement considérée comme sûre, mais des réactions allergiques peuvent survenir chez certaines personnes sensibles. Il est préférable de consulter un professionnel de la santé avant d'utiliser des produits à base de camomille si vous êtes enceinte, allaitez, prenez des médicaments ou avez des allergies aux plantes de la famille des astéracées.

La camomille est une herbe polyvalente qui a été utilisée depuis des siècles pour ses bienfaits apaisants sur le corps et l'esprit, ce qui en fait une option de choix pour ceux qui recherchent des remèdes naturels pour divers problèmes de santé.

La menthe poivrée
Mentha x piperita

Famille botanique

Lamiaceae (famille des Lamiacées)

DESCRIPTION

La menthe poivrée est une plante vivace originaire d'Europe, d'Asie et d'Afrique du Nord, mais elle est désormais cultivée dans le monde entier en raison de sa popularité. Elle pousse jusqu'à une hauteur d'environ 30 à 90 cm et a des tiges carrées, des feuilles vert foncé et des fleurs violettes ou rose pâle. La menthe poivrée dégage un parfum frais et rafraîchissant.

PARTIES UTILISEES

Les parties de la menthe poivrée couramment utilisées à des fins médicinales sont les feuilles et les huiles essentielles extraites de la plante.

PROPRIETES MEDICINALES

La menthe poivrée est réputée pour ses nombreuses propriétés médicinales, principalement grâce à son huile essentielle riche en menthol. Parmi ses principales propriétés, on peut citer :

Digestive : La menthe poivrée est célèbre pour ses bienfaits sur la digestion. Elle peut soulager les troubles gastro-intestinaux tels que les nausées, les ballonnements, les crampes et les maux d'estomac en favorisant la relaxation des muscles de l'estomac et de l'intestin.

Stimulante : Elle est revigorante et peut aider à stimuler l'énergie et la concentration.

Antispasmodique : La menthe poivrée peut soulager les spasmes musculaires et les douleurs, en particulier lorsqu'elle est appliquée sous forme d'huile essentielle diluée sur la peau.

Apaisante pour la respiration : Elle peut décongestionner les voies respiratoires et soulager les symptômes du rhume, des allergies et des maux de gorge.

Rafraîchissante : La menthe poivrée est utilisée pour rafraîchir l'haleine et peut être trouvée dans de nombreux produits dentaires.

UTILISATIONS COURANTES

La menthe poivrée est largement utilisée dans la cuisine et la médecine traditionnelle pour ses propriétés gustatives et médicinales. Elle est souvent consommée sous forme de tisane pour ses bienfaits digestifs, et son huile essentielle est utilisée dans des remèdes maison, des produits de soins de la peau et des produits pour la santé bucco-dentaire.

PRECAUTIONS

Dans la plupart des cas, la menthe poivrée est sans danger lorsqu'elle est utilisée à des fins médicinales. Cependant, l'huile essentielle de menthe poivrée doit être diluée avant une application cutanée, car elle peut être irritante à l'état pur. Si vous avez des problèmes de reflux gastro-œsophagien (RGO) ou de brûlures d'estomac, consultez un professionnel de la santé avant de consommer de grandes quantités de menthe poivrée, car elle peut aggraver ces conditions.

Achillée millefeuille
Achillea millefolium

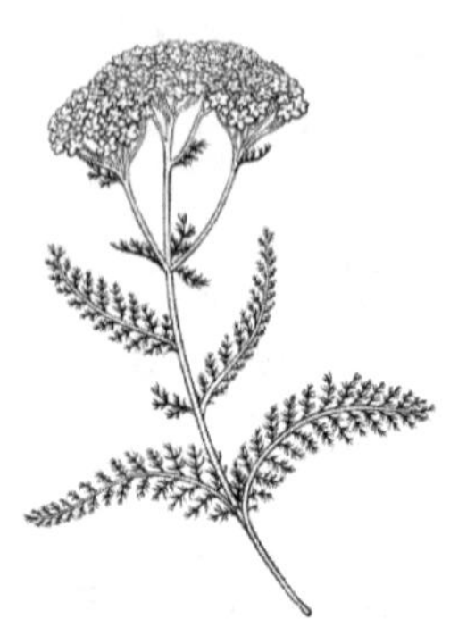

Famille botanique
Asteraceae (famille des Astéracées)

DESCRIPTION

L'achillée millefeuille est une plante herbacée vivace originaire d'Europe et d'Asie, mais elle pousse désormais dans de nombreuses régions du monde. Elle atteint généralement une hauteur de 30 à 90 cm et produit des tiges dressées portant des feuilles finement divisées et de petites fleurs blanches ou roses regroupées en inflorescences.

PARTIES UTILISEES

Les parties de l'achillée millefeuille couramment utilisées à des fins médicinales sont les sommités fleuries, les feuilles et les tiges.

PROPRIETES MEDICINALES

L'achillée millefeuille est une plante aux multiples propriétés médicinales, parmi lesquelles on peut citer :

Hémostatique : Elle est célèbre pour ses propriétés hémostatiques, ce qui signifie qu'elle peut aider à arrêter les saignements mineurs. Elle est souvent utilisée pour appliquer sur les plaies ou les coupures pour accélérer la coagulation du sang.

Anti-inflammatoire : L'achillée millefeuille a des propriétés anti-inflammatoires qui peuvent aider à réduire l'inflammation dans le corps.

Antispasmodique : Elle peut soulager les spasmes musculaires et est parfois utilisée pour atténuer les douleurs menstruelles.

Cicatrisante : Elle favorise la cicatrisation des plaies, des éraflures et des brûlures mineures.

UTILISATIONS COURANTES

L'achillée millefeuille est souvent utilisée en médecine traditionnelle et en phytothérapie pour ses propriétés hémostatiques et anti-inflammatoires. Elle peut être appliquée localement sur les coupures et les écorchures pour arrêter les saignements et favoriser la guérison. Elle est également utilisée sous forme d'infusion pour soulager les troubles menstruels et d'autres affections internes.

PRECAUTIONS

L'achillée millefeuille est généralement considérée comme sans danger lorsqu'elle est utilisée conformément aux recommandations. Cependant, il est important de noter que si vous avez des problèmes de coagulation sanguine, vous devriez consulter un professionnel de la santé avant d'utiliser de l'achillée millefeuille, car elle peut avoir des effets sur la coagulation. De plus, comme pour toute plante médicinale, il est recommandé de consulter un professionnel de la santé avant de l'utiliser, surtout si vous êtes enceinte, allaitez ou prenez d'autres médicaments.

Calendula
Calendula officinalis

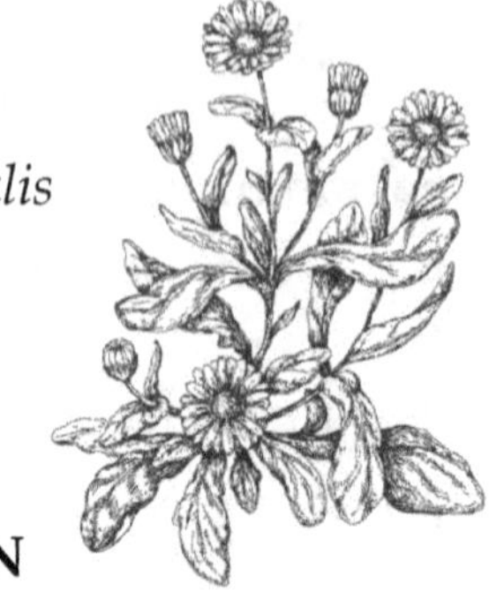

Famille botanique
Asteraceae (famille des Astéracées)

DESCRIPTION

Le calendula, également connu sous le nom de souci officinal, est une plante annuelle originaire d'Europe du Sud, bien que maintenant elle soit cultivée dans le monde entier. Elle produit des fleurs lumineuses d'orange à jaune qui ressemblent à de petites marguerites. Le calendula peut atteindre une hauteur de 30 à 60 cm et possède des feuilles vertes poilues.

PARTIES UTILISEES

Les parties de la plante utilisées à des fins médicinales sont principalement les fleurs, bien que parfois les feuilles puissent être utilisées.

PROPRIETES MEDICINALES

Le calendula possède plusieurs propriétés médicinales, notamment :

Anti-inflammatoire : Le calendula est connu pour ses propriétés anti-inflammatoires, ce qui le rend efficace pour apaiser les irritations cutanées et les inflammations.

Cicatrisant : Il favorise la cicatrisation des plaies, des brûlures mineures et des éraflures, ce qui en fait un ingrédient courant dans les onguents cicatrisants.

Antiseptique : Le calendula a des propriétés antiseptiques qui peuvent aider à prévenir les infections cutanées.

UTILISATIONS COURANTES

Le calendula est largement utilisé en phytothérapie pour traiter divers problèmes de peau. Il est souvent utilisé pour apaiser les irritations de la peau, les coups de soleil, les éruptions cutanées et les piqûres d'insectes. Il est également utilisé dans la préparation de produits de soins de la peau, tels que les onguents, les crèmes et les lotions, en raison de ses propriétés cicatrisantes et anti-inflammatoires.

PRECAUTIONS

Le calendula est généralement considéré comme sans danger lorsqu'il est utilisé conformément aux recommandations. Cependant, il est recommandé de faire un test cutané avant d'appliquer des produits à base de calendula sur une grande surface de peau, surtout si vous avez une peau sensible. Si des rougeurs, des démangeaisons ou d'autres réactions cutanées se produisent, cessez immédiatement l'utilisation. Pour les femmes enceintes ou qui allaitent, il est conseillé de consulter un professionnel de la santé avant d'utiliser des produits à base de calendula.

Mélisse
Melissa officinalis

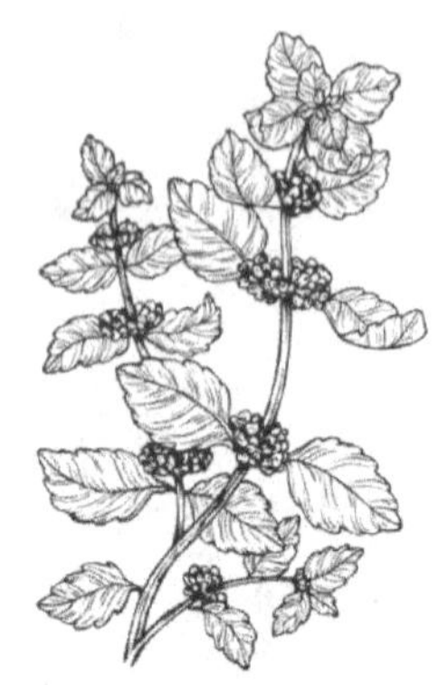

Famille botanique

Lamiaceae (famille des Lamiacées)

DESCRIPTION

La mélisse, également connue sous le nom de mélisse citronnelle, est une plante herbacée vivace originaire de la région méditerranéenne, bien qu'elle soit maintenant cultivée dans le monde entier. Elle a des feuilles vertes en forme de cœur et produit de petites fleurs blanches ou roses. La mélisse dégage un parfum citronné agréable lorsqu'on froisse ses feuilles.

PARTIES UTILISEES

Les parties de la mélisse utilisées à des fins médicinales sont principalement les feuilles, bien que parfois les fleurs puissent être utilisées.

PROPRIETES MEDICINALES

La mélisse possède plusieurs propriétés médicinales, notamment :

Apaisante pour l'estomac : La mélisse est bien connue pour ses propriétés apaisantes sur le système digestif. Elle peut soulager les douleurs gastriques, les spasmes intestinaux et favoriser une digestion saine.

Anxiolytique : La mélisse a des effets calmants sur le système nerveux, ce qui en fait un remède populaire pour réduire le stress et l'anxiété. Elle peut également aider à améliorer le sommeil.

Antivirale : Elle peut aider à combattre certains virus, en particulier ceux responsables de l'herpès labial (boutons de fièvre).

UTILISATIONS COURANTES

La mélisse est souvent utilisée en phytothérapie pour traiter des troubles gastro-intestinaux légers, tels que les douleurs abdominales, les ballonnements et les spasmes intestinaux. Elle est également utilisée pour soulager le stress, l'anxiété et les problèmes de sommeil. La mélisse peut être consommée sous forme de tisane, d'infusion ou d'extrait liquide. Elle est également présente dans de nombreux mélanges de tisanes apaisantes.

PRECAUTIONS

La mélisse est généralement considérée comme sans danger lorsqu'elle est utilisée conformément aux recommandations. Cependant, il est important de noter que certaines personnes peuvent être sensibles à la mélisse et éprouver des réactions allergiques cutanées légères. Si vous prenez des médicaments sédatifs, consultez un professionnel de la santé avant de consommer de grandes quantités de mélisse, car elle peut augmenter l'effet de ces médicaments. En outre, il est préférable de consulter un professionnel de la santé avant d'utiliser la mélisse pendant la grossesse ou l'allaitement.

Gingembre
Zingiber officinale

Famille botanique

Zingiberaceae (famille des Zingibéracées)

DESCRIPTION

Le gingembre est une plante herbacée originaire d'Asie tropicale. Il est cultivé pour ses rhizomes souterrains, qui sont les parties de la plante utilisées à des fins médicinales et culinaires. Les rhizomes du gingembre sont de forme irrégulière, de couleur beige à brun clair, et ont une saveur piquante et épicée caractéristique.

PARTIES UTILISEES

Les parties de la plante utilisées à des fins médicinales et culinaires sont les rhizomes (racines) du gingembre. Ils peuvent être consommés frais, séchés, en poudre, ou sous forme d'huile essentielle.

PROPRIETES MEDICINALES

Le gingembre possède plusieurs propriétés médicinales, notamment :

Digestif : Le gingembre est bien connu pour ses propriétés digestives. Il peut aider à soulager les nausées, les ballonnements et les maux d'estomac. Il favorise la production de sucs gastriques, ce qui améliore la digestion.

Anti-inflammatoire : Le gingembre a des effets anti-inflammatoires, ce qui en fait un remède naturel pour soulager l'inflammation, notamment celle associée à l'arthrite.

Antioxydant : Il contient des antioxydants, tels que les gingérols, qui peuvent contribuer à réduire les dommages causés par les radicaux libres dans le corps.

UTILISATIONS COURANTES

Le gingembre est utilisé dans la cuisine du monde entier pour aromatiser les plats, les boissons et les desserts. En phytothérapie, il est souvent utilisé pour traiter les nausées, en particulier celles associées aux voyages, à la grossesse et à la chimiothérapie. Il est également pris comme un remède naturel pour soulager les douleurs articulaires et musculaires, ainsi que pour favoriser la digestion.

PRECAUTIONS

Le gingembre est généralement considéré comme sûr lorsqu'il est consommé en quantités alimentaires normales. Cependant, il peut entraîner des effets secondaires tels que des brûlures d'estomac ou des irritations gastro-intestinales chez certaines personnes. Il peut également avoir des interactions avec certains médicaments, donc si vous prenez des médicaments régulièrement, consultez un professionnel de la santé avant d'ajouter des suppléments de gingembre à votre régime. En outre, il est recommandé de ne pas consommer de fortes quantités de gingembre pendant la grossesse sans avis médical.

Fenouil
Foeniculum vulgare

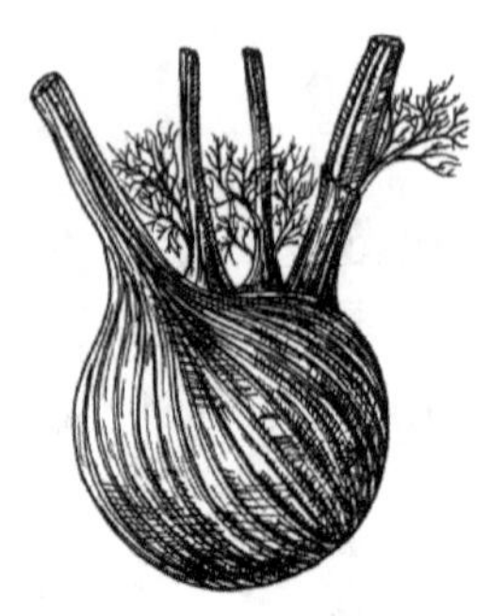

Famille botanique
Apiaceae (famille des Apiacées)

DESCRIPTION

Le fenouil est une plante herbacée originaire des régions méditerranéennes, largement cultivée pour ses feuilles, ses graines et son bulbe comestibles. Il a des feuilles pennées et finement divisées, des ombelles de petites fleurs jaunes, et un arôme caractéristique d'anis.

PARTIES UTILISEES

Les parties de la plante utilisées à des fins médicinales et culinaires sont les feuilles, les graines et le bulbe.

PROPRIETES MEDICINALES

Le fenouil possède plusieurs propriétés médicinales, notamment :

Digestif : Le fenouil est couramment utilisé pour apaiser les troubles digestifs tels que les ballonnements, les flatulences et les coliques. Il favorise la digestion en détendant les muscles de l'estomac et de l'intestin.

Carminatif : Il a des propriétés carminatives, ce qui signifie qu'il aide à expulser les gaz de l'estomac et de l'intestin, soulageant ainsi les gaz et les ballonnements.

Galactagogue : Le fenouil est également utilisé pour stimuler la production de lait chez les mères allaitantes.

UTILISATIONS COURANTES

Le fenouil est souvent utilisé sous forme d'infusions ou de décoctions pour soulager les problèmes digestifs. Les graines de fenouil sont également utilisées comme épice dans la cuisine, en particulier pour aromatiser les plats et les thés.

PRECAUTIONS

Le fenouil est généralement considéré comme sûr lorsqu'il est consommé en quantités alimentaires normales. Cependant, il peut provoquer des réactions allergiques chez certaines personnes. Il est important de consulter un professionnel de la santé avant de prendre des suppléments de fenouil pendant la grossesse ou l'allaitement, ou si vous avez des antécédents de réactions allergiques aux plantes de la famille des Apiacées.

Réglisse
Glycyrrhiza glabra

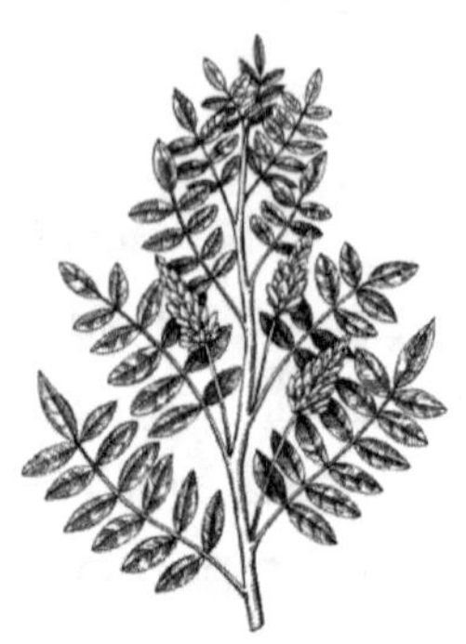

Famille botanique
Fabaceae (famille des Fabacées)

DESCRIPTION

La réglisse est une plante herbacée vivace originaire d'Asie, principalement cultivée pour ses racines, qui ont un goût sucré caractéristique. La plante peut atteindre une hauteur d'un mètre et a des feuilles composées et de petites fleurs violettes ou bleu pâle.

PARTIES UTILISEES

Les parties de la plante utilisées à des fins médicinales sont principalement les racines.

PROPRIETES MEDICINALES

La réglisse possède plusieurs propriétés médicinales, notamment :

Anti-inflammatoire : La réglisse contient des composés qui ont des propriétés anti-inflammatoires et peuvent être utilisés pour réduire l'inflammation dans le corps.

Apaisant pour l'estomac : Elle est couramment utilisée pour apaiser les brûlures d'estomac et les ulcères gastro-duodénaux. Ses propriétés anti-inflammatoires contribuent à soulager les irritations de la muqueuse digestive.

Antispasmodique : La réglisse peut aider à soulager les spasmes gastro-intestinaux et les douleurs associées.

Expectorant : Elle peut également être utilisée pour aider à dégager les voies respiratoires en cas de toux et de congestion.

UTILISATIONS COURANTES

La réglisse est souvent utilisée sous forme de décoction ou d'infusion préparée à partir de ses racines pour traiter les problèmes gastro-intestinaux. Elle est également utilisée comme arôme dans de nombreux produits alimentaires et bonbons. Des extraits de réglisse sont parfois ajoutés à des produits cosmétiques et de soins de la peau.

PRECAUTIONS

Il est important de noter que la consommation excessive de réglisse peut entraîner une élévation de la pression artérielle et d'autres effets indésirables. Les personnes atteintes d'hypertension, de maladies cardiaques ou de troubles rénaux devraient éviter une consommation excessive de réglisse. Il est recommandé de consulter un professionnel de la santé avant d'utiliser la réglisse à des fins médicinales, en particulier sur une base régulière ou à fortes doses.

Échinacée
Echinacea purpurea

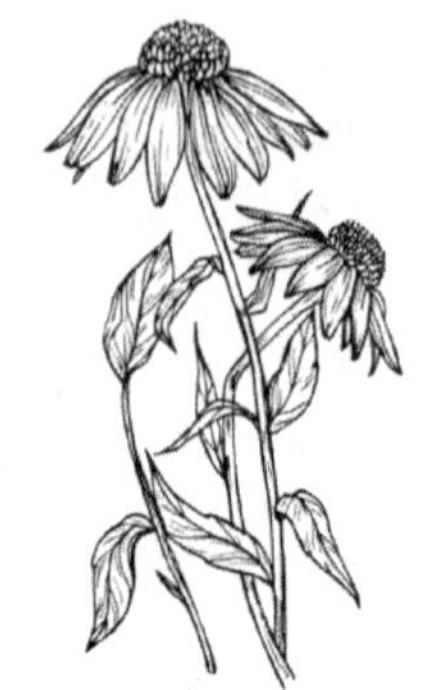

Famille botanique
Asteraceae (famille des Astéracées)

DESCRIPTION

L'échinacée, également connue sous le nom de coneflower pour sa forme de fleur caractéristique, est une plante vivace originaire d'Amérique du Nord. Elle pousse généralement dans les prairies et les zones herbeuses. La plante atteint généralement une hauteur de 30 à 100 cm et produit des fleurs roses, pourpres ou blanches avec un cône central élevé.

PARTIES UTILISEES

Les parties de la plante utilisées à des fins médicinales sont principalement les racines, les feuilles et les fleurs.

PROPRIETES MEDICINALES

L'échinacée est largement reconnue pour ses propriétés médicinales, notamment :

Renforcement du système immunitaire : L'échinacée est un immunostimulant naturel qui peut renforcer le système immunitaire en augmentant la production de cellules immunitaires, aidant ainsi l'organisme à mieux lutter contre les infections.

Antiviral et antibactérien : Elle a des propriétés antivirales et antibactériennes qui en font un choix populaire pour la prévention et le traitement des infections respiratoires, telles que les rhumes et les grippes.

Anti-inflammatoire : L'échinacée a également des propriétés anti-inflammatoires qui peuvent contribuer à réduire l'inflammation dans le corps.

UTILISATIONS COURANTES

L'échinacée est souvent utilisée sous forme d'infusion, de teinture, de comprimés ou de capsules pour renforcer le système immunitaire et prévenir les infections, en particulier pendant les périodes de risque accru d'infection. Elle est également utilisée comme remède naturel pour soulager les symptômes du rhume et de la grippe.

PRECAUTIONS

Bien que l'échinacée soit généralement considérée comme sûre, il est recommandé de consulter un professionnel de la santé avant de l'utiliser, en particulier en cas de maladies auto-immunes, de troubles immunitaires ou d'allergies aux plantes de la famille des Astéracées. Elle ne doit pas être utilisée en continu sur de longues périodes, mais plutôt de manière intermittente pour renforcer le système immunitaire lorsqu'il est nécessaire.

Astragale
Astragalus membranaceus

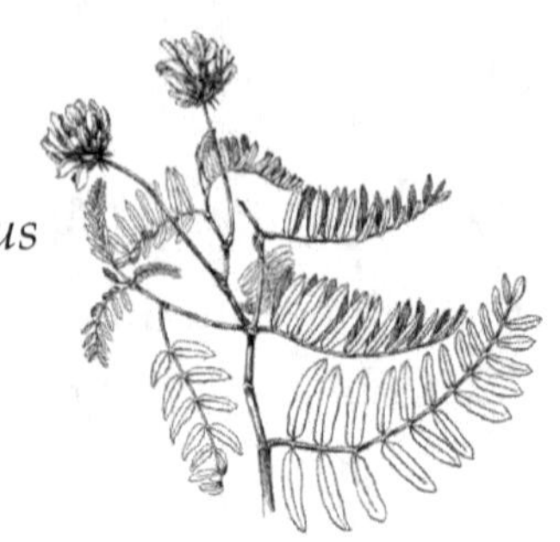

Famille botanique
Fabaceae (famille des Fabacées)

DESCRIPTION

L'astragale est une plante herbacée vivace originaire de Chine, de Mongolie et d'autres régions d'Asie. Elle appartient à la famille des Fabacées et est caractérisée par ses tiges dressées et ses feuilles composées de folioles. Les racines de l'astragale sont l'une des parties les plus utilisées à des fins médicinales.

PARTIES UTILISEES

Les parties de la plante utilisées à des fins médicinales sont principalement les racines, bien que parfois les feuilles et les tiges puissent également être utilisées.

PROPRIETES MEDICINALES

L'astragale est largement reconnue pour ses propriétés médicinales, notamment :

Immunomodulation : L'astragale est un adaptogène qui peut aider à moduler le système immunitaire, en stimulant ou en régulant la réponse immunitaire selon les besoins de l'organisme. Cela en fait un choix populaire pour renforcer le système immunitaire.

Antioxydant : Elle possède des propriétés antioxydantes, ce qui signifie qu'elle peut aider à neutraliser les radicaux libres et à réduire les dommages oxydatifs dans le corps.

Anti-inflammatoire : L'astragale a des propriétés anti-inflammatoires qui peuvent aider à réduire l'inflammation dans le corps.

UTILISATIONS COURANTES

L'astragale est couramment utilisée en médecine traditionnelle chinoise comme remède pour renforcer le système immunitaire, prévenir les infections et favoriser la résistance au stress. Elle est souvent consommée sous forme de décoction, de teinture ou de capsules.

PRECAUTIONS

L'astragale est généralement considérée comme sûre, mais il est recommandé de consulter un professionnel de la santé avant de l'utiliser, en particulier en cas de troubles auto-immunes, de maladies graves ou de prise de médicaments immunosuppresseurs. Elle peut également interagir avec certains médicaments, il est donc important de consulter un professionnel de la santé avant de l'utiliser en combinaison avec d'autres médicaments.

Sureau
Sambucus nigra

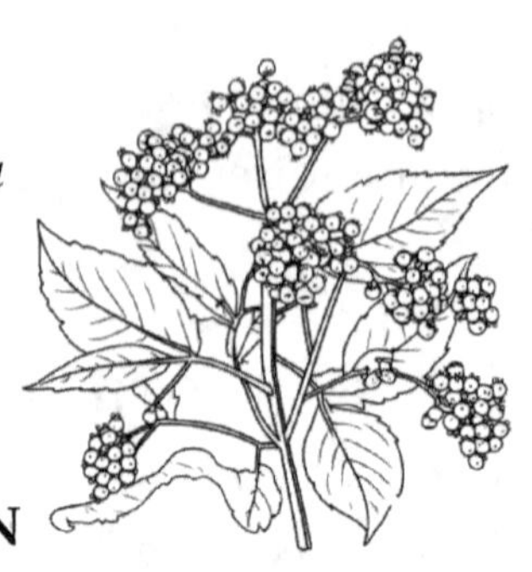

Famille botanique
Adoxaceae (famille des Adoxacées)

DESCRIPTION

Le sureau est un arbuste à feuilles caduques qui pousse dans les régions d'Europe, d'Asie et d'Amérique du Nord. Il produit de petites baies noires, regroupées en grappes, ainsi que de jolies fleurs blanches en ombelles pendant la saison de floraison.

PARTIES UTILISEES

Les parties les plus utilisées du sureau sont les fleurs et les baies. Les fleurs sont souvent utilisées pour préparer des infusions et des sirops, tandis que les baies sont utilisées pour faire des sirops, des confitures et d'autres préparations.

PROPRIETES MEDICINALES

Le sureau est largement reconnu pour ses propriétés médicinales, notamment :

Immunostimulant : Le sureau est riche en antioxydants, en particulier la vitamine C, ce qui en fait un excellent soutien pour le système immunitaire. Il peut aider à renforcer les défenses naturelles de l'organisme contre les infections.

Antiviral : Il possède des propriétés antivirales qui peuvent être utiles pour prévenir ou traiter les infections virales, telles que le rhume et la grippe.

Anti-inflammatoire : Le sureau a des propriétés anti-inflammatoires qui peuvent aider à réduire l'inflammation dans le corps.

UTILISATIONS COURANTES

Le sureau est utilisé depuis des siècles dans la médecine traditionnelle pour traiter les infections respiratoires, le rhume, la grippe et d'autres affections. Il est souvent préparé sous forme de sirop, d'infusion ou d'extrait liquide.

PRECAUTIONS

Le sureau est généralement considéré comme sûr lorsqu'il est utilisé de manière appropriée, mais il est recommandé de ne pas consommer de baies de sureau crues, car elles peuvent provoquer des nausées. Il est important de préparer les préparations de sureau conformément aux instructions et de consulter un professionnel de la santé avant de l'utiliser, en particulier en cas de grossesse, d'allaitement ou de prise de médicaments.

Thym
Thymus vulgaris

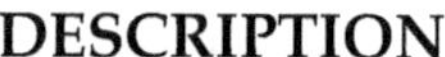

Famille botanique

Lamiaceae (famille des Lamiacées)

DESCRIPTION

Le thym est un petit arbuste aromatique qui pousse dans les régions méditerranéennes et d'autres parties du monde. Il est caractérisé par de petites feuilles vertes et des fleurs blanches, roses ou pourpres, selon la variété. Le thym est largement utilisé comme herbe aromatique dans la cuisine et possède également des propriétés médicinales importantes.

PARTIES UTILISEES

Les parties les plus couramment utilisées du thym sont les feuilles et les sommités fleuries. Les feuilles de thym ont un parfum distinctif et sont riches en huiles essentielles.

PROPRIETES MEDICINALES

Le thym est renommé pour ses propriétés médicinales, notamment :

Antimicrobien : Le thym possède des composés antimicrobiens, notamment des huiles essentielles, qui en font un excellent remède contre les infections. Il est souvent utilisé pour traiter les infections respiratoires, les maux de gorge et les infections gastro-intestinales.

Expectorant : Le thym a des propriétés expectorantes qui aident à dégager les voies respiratoires et à soulager la toux lors d'affections des voies respiratoires supérieures.

Antioxydant : En raison de ses composés antioxydants, le thym peut aider à combattre les radicaux libres dans le corps et à soutenir la santé globale.

UTILISATIONS COURANTES

Le thym est souvent utilisé pour préparer des infusions, des teintures, des huiles essentielles et des sirops. Il est couramment utilisé pour traiter les symptômes du rhume, de la toux, de la bronchite et d'autres affections respiratoires.

PRECAUTIONS

Le thym est généralement considéré comme sûr lorsqu'il est utilisé de manière appropriée. Cependant, il est important de ne pas en abuser, car une utilisation excessive peut entraîner une irritation gastro-intestinale. Les personnes allergiques aux plantes de la famille des Lamiacées (menthe, sauge, etc.) peuvent présenter des réactions allergiques au thym et devraient l'éviter. Consultez toujours un professionnel de la santé avant d'utiliser le thym à des fins médicinales, en particulier si vous êtes enceinte, allaitez ou prenez des médicaments.

En intégrant ces herbes polyvalentes, celles pour la digestion et celles pour le système immunitaire dans votre trousse de phytothérapie, vous disposerez d'un ensemble solide de remèdes naturels pour traiter une variété de maux courants et renforcer votre bien-être général. Cependant, gardez à l'esprit que l'efficacité des plantes peut varier d'une personne à l'autre, et il est essentiel de consulter un professionnel de la santé en cas de problèmes de santé graves ou persistants.

Plantes Médicinales du Monde

La richesse de la phytothérapie s'étend bien au-delà des frontières nationales, avec chaque culture apportant sa propre collection de plantes médicinales précieuses. Dans ce chapitre, nous explorerons la diversité des plantes médicinales du monde, en découvrant celles qui sont utilisées dans d'autres cultures et en examinant leurs utilisations traditionnelles.

Découverte de Plantes Médicinales d'Autres Cultures

La phytothérapie est une pratique mondiale qui s'est développée de manière indépendante dans de nombreuses régions du monde. Chaque culture a identifié des plantes spécifiques pour traiter des affections particulières, et certaines de ces plantes ont gagné en reconnaissance internationale pour leurs bienfaits médicinaux. Dans ce chapitre, nous allons explorer des exemples de plantes médicinales provenant de diverses cultures et continents, notamment l'Asie, l'Afrique, l'Amérique du Sud et bien d'autres.

La richesse de la phytothérapie réside dans sa diversité culturelle et géographique. La phytothérapie s'est développée de manière indépendante dans de nombreuses régions du monde, chaque culture ayant identifié des plantes spécifiques pour traiter des affections particulières. Ces plantes ont souvent acquis une reconnaissance internationale pour leurs bienfaits médicinaux, contribuant ainsi à l'enrichissement global des connaissances en phytothérapie.

ASIE

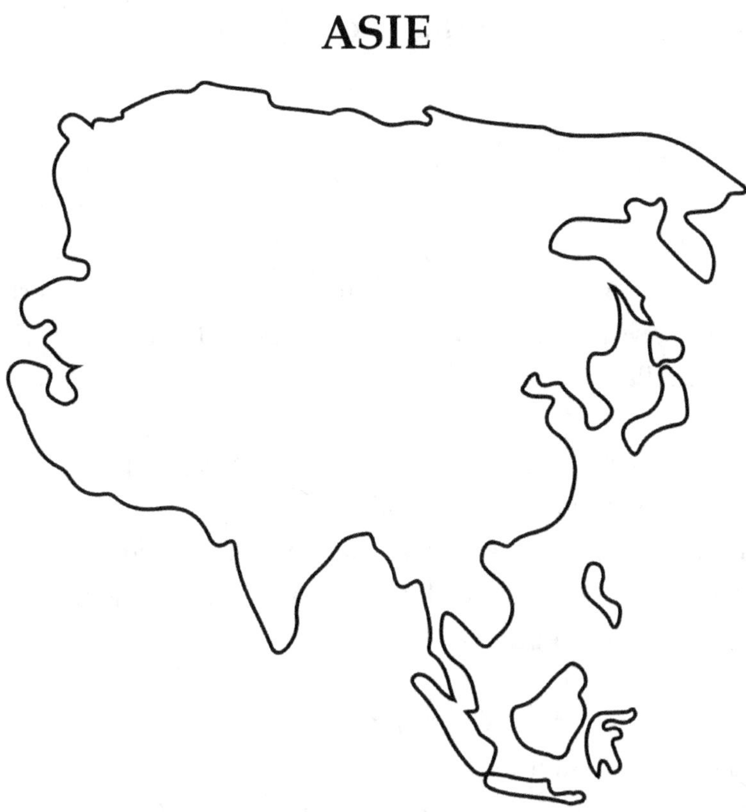

L'Asie est le berceau de nombreuses plantes médicinales renommées.

Des herbes telles que le ginseng coréen, la curcuma indienne, le ginkgo biloba chinois et le gotu kola asiatique sont célèbres pour leurs propriétés médicinales.

Ces plantes sont utilisées depuis des siècles dans les médecines traditionnelles asiatiques pour traiter une variété de maux, de l'amélioration de la circulation sanguine à la stimulation de l'énergie et de la vitalité.

Ginseng Panax (Asie)

Famille botanique
Araliaceae (famille des Lamiacées)

ORIGINE

Originaire d'Asie, le ginseng panax est une plante herbacée utilisée depuis des milliers d'années dans la médecine traditionnelle chinoise.

UTILISATION TRADITIONNELLE

Le ginseng panax est réputé pour augmenter la vitalité, stimuler l'énergie, renforcer le système immunitaire et améliorer la résistance au stress. Il est souvent consommé sous forme d'infusion ou d'extrait.

CULTURE

Il pousse principalement dans des régions au climat tempéré et subtropical. En France, le climat n'est généralement pas adapté à sa culture en plein champ. Elle nécessite des températures hivernales froides et un été chaud et humide. Cependant, il est possible de cultiver du ginseng Panax en France, en serre ou en pépinière, où les conditions climatiques peuvent être contrôlées. Sa culture nécessite une attention méticuleuse et plusieurs années de croissance avant de produire des racines matures qui ont des propriétés médicinales.

Ashwagandha (Inde)

Famille botanique
Solanaceae (famille des Solanacées)

ORIGINE
L'ashwagandha est originaire d'Inde et est un pilier de la médecine ayurvédique.

UTILISATION TRADITIONNELLE
Cette plante est utilisée pour réduire le stress, favoriser la détente, améliorer la qualité du sommeil et renforcer l'endurance physique.

L'ashwagandha est souvent prise sous forme de poudre ou d'extrait.

CULTURE
Cette plante est originaire d'Asie du Sud et est plus adaptée aux climats chauds et secs. Elle est couramment cultivée en Inde, au Népal et dans d'autres régions de l'Asie tropicale et subtropicale. Cependant, il est possible de cultiver de l'ashwagandha en France, mais cela nécessite des soins spécifiques et un environnement contrôlé, notamment dans des serres ou des zones avec un climat approprié. En raison de la sensibilité de l'ashwagandha au froid, elle ne peut pas être cultivée en plein champ dans la plupart des régions de la France, car les hivers froids peuvent endommager la plante.

AFRIQUE

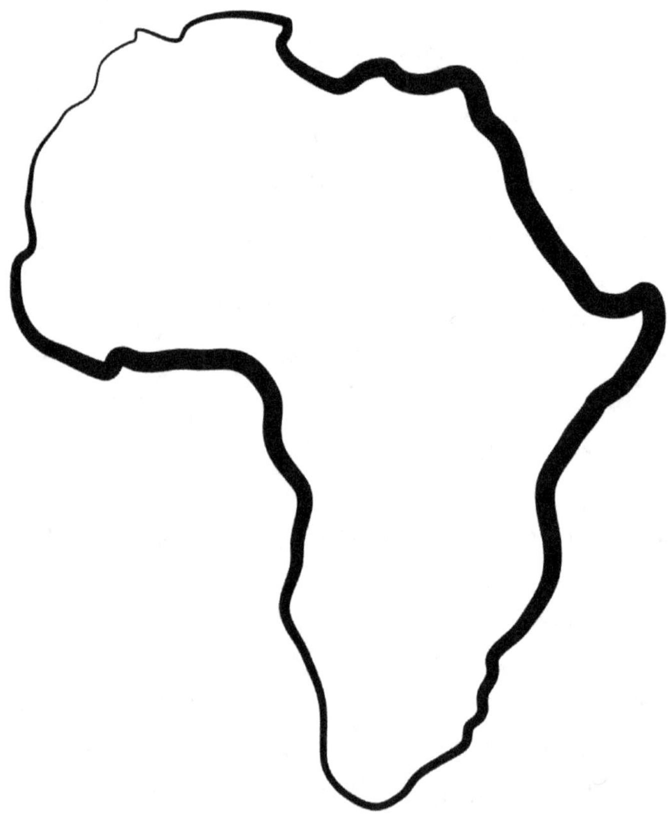

L'Afrique est une source inestimable de plantes médicinales.

Le rooibos d'Afrique du Sud, par exemple, est utilisé pour ses propriétés antioxydantes et apaisantes. De même, l'arganier marocain produit de l'huile d'argan précieuse, prisée pour ses avantages pour la peau et les cheveux.

Les nombreuses cultures africaines ont développé des connaissances profondes sur les plantes locales pour traiter des problèmes de santé spécifiques.

Aloe Vera
(Afrique et Moyen-Orient)

Famille botanique
Asphodelaceae, anciennement Liliaceae

ORIGINE

L'aloe vera est originaire d'Afrique et du Moyen-Orient, mais il est cultivé dans le monde entier.

UTILISATION TRADITIONNELLE

L'aloe vera est utilisé depuis l'Antiquité pour ses propriétés apaisantes pour la peau. Il est employé pour traiter les brûlures, les irritations cutanées, et favoriser la cicatrisation.

CULTURE

Il est possible de cultiver cette plante dans certaines régions, en particulier dans le sud de la France, où le climat est plus doux et plus ensoleillé. L'Aloe Vera est une plante qui nécessite un climat chaud et sec, et elle est souvent cultivée en pot ou en conteneur pour pouvoir être déplacée à l'intérieur pendant les mois les plus froids.

En dehors des régions du sud de la France, il est essentiel de protéger l'Aloe Vera du gel et du froid excessif. Si vous vivez dans une région aux hivers froids, vous devrez cultiver l'Aloe Vera en pot et le rentrer à l'intérieur pendant la saison froide pour éviter les dommages dus au gel.

Lors de la culture de l'Aloe Vera, assurez-vous de lui fournir un sol bien drainé, une exposition ensoleillée et un arrosage modéré, car elle préfère un sol sec entre les arrosages. Avec les soins appropriés, l'Aloe Vera peut prospérer en France dans les zones climatiques adaptées.

Rooibos (Afrique du Sud)

Famille botanique
Fabaceae

ORIGINE
Le rooibos est originaire d'Afrique du Sud.

UTILISATION TRADITIONNELLE
Le rooibos est apprécié pour ses propriétés antioxydantes et ses bienfaits pour la digestion. Il est souvent consommé comme infusion pour promouvoir la santé générale.

CULTURE
Le Rooibos est adapté à des conditions de croissance spécifiques, notamment un climat méditerranéen avec des étés chauds et des hivers doux. Il est cultivé principalement en Afrique du Sud, et la région du Cederberg est particulièrement propice à sa croissance en raison de son climat et de ses sols spécifiques.

En dehors de l'Afrique du Sud, il peut être difficile de cultiver du Rooibos, car il a des exigences de croissance spécifiques. Cependant, vous pouvez trouver du Rooibos séché et prêt à l'emploi dans de nombreuses régions du monde, y compris en France, où il est populaire comme infusion sans caféine en raison de ses saveurs douces et de ses propriétés bénéfiques pour la santé. Si vous souhaitez en cultiver chez vous, il serait préférable de recréer les conditions de croissance spécifiques du Cederberg, ce qui peut être difficile dans de nombreuses régions françaises.

AMERIQUE

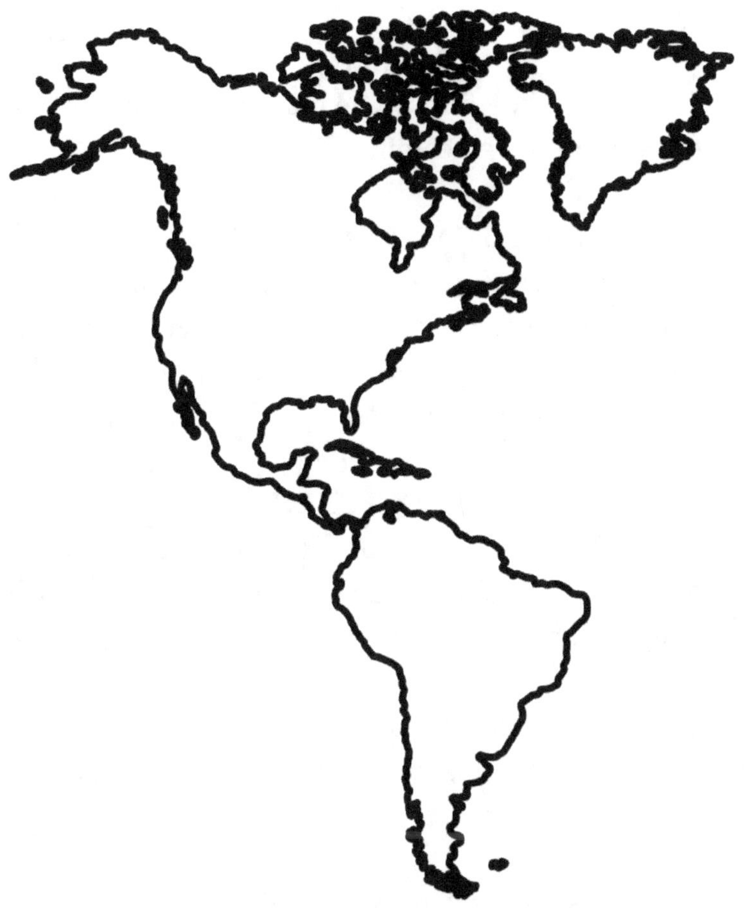

La forêt amazonienne en Amérique du Sud abrite une multitude de plantes médicinales qui ont attiré l'attention du monde entier. Parmi elles, le cat's claw péruvien est considéré comme un puissant immunomodulateur, tandis que la maca péruvienne est utilisée pour soutenir l'énergie et l'équilibre hormonal. Les peuples autochtones d'Amérique du Sud ont une longue histoire d'utilisation de ces plantes pour guérir et prévenir diverses affections.

Guarana (Amérique du Sud)

Famille botanique
Sapindaceae

ORIGINE

Originaire d'Amérique du Sud, le guarana est une plante dont les graines sont riches en caféine.

UTILISATION TRADITIONNELLE

Le guarana est traditionnellement utilisé comme stimulant naturel pour augmenter l'énergie, améliorer la concentration et réduire la fatigue mentale. Il est souvent consommé sous forme de poudre mélangée à des boissons.

CULTURE

Cultiver du Guarana en dehors de son habitat naturel en Amazonie peut être difficile, car il nécessite un climat tropical chaud et humide pour prospérer.

Il est peu probable que le Guarana puisse être cultivé avec succès en France en raison de ses exigences de croissance spécifiques.

Cependant, vous pouvez trouver du Guarana sous forme de suppléments, de poudres ou d'extraits dans de nombreux magasins de produits naturels ou en ligne, et l'utiliser comme stimulant naturel lorsque cela est approprié.

Écorce de Saule Blanc
(Amérindiens)

Famille botanique

Salicaceae

ORIGINE

Les Amérindiens d'Amérique du Nord utilisaient l'écorce de saule blanc.

UTILISATION TRADITIONNELLE

L'écorce de saule blanc était utilisée pour soulager la fièvre, les douleurs articulaires et les maux de tête. Elle contient de la salicine, un composé qui a inspiré le développement de l'aspirine moderne.

CULTURE

Il est possible de le cultiver dans certaines régions de la France, en particulier dans des zones où le sol est humide et acide, car le saule blanc préfère ces conditions. Cependant, il est essentiel de vérifier les réglementations locales concernant la culture des plantes indigènes et de prendre en compte les besoins spécifiques de cette plante.

De plus, l'écorce de saule blanc est disponible sous forme de suppléments ou d'extraits dans de nombreux magasins de produits naturels si vous préférez l'acheter plutôt que de la cultiver vous-même.

OCEANIE

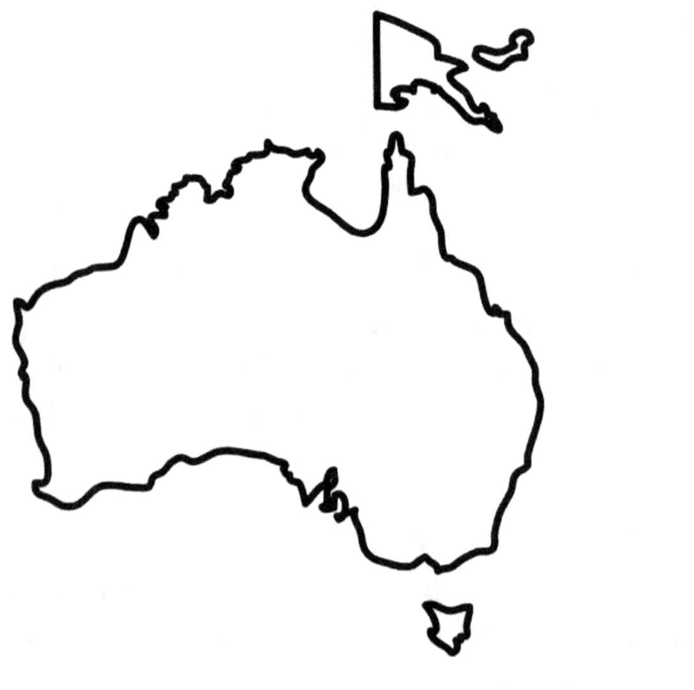

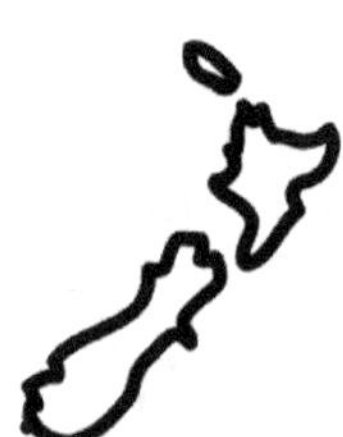

Les peuples autochtones d'Océanie ont également une riche tradition de phytothérapie. L'huile d'arbre à thé australienne, extraite des feuilles de Melaleuca alternifolia, est célèbre pour ses propriétés antibactériennes et antifongiques.

Les Maoris de Nouvelle-Zélande utilisent le manuka pour ses bienfaits médicinaux, notamment pour apaiser les maux de gorge et les problèmes de peau.

Kava Kava (Océanie)

Famille botanique
Piperaceae

ORIGINE

Le kava kava est originaire des îles du Pacifique en Océanie.

UTILISATION TRADITIONNELLE

Cette plante est utilisée pour ses propriétés relaxantes et anxiolytiques. Les peuples océaniens en font une boisson traditionnelle pour favoriser la détente et le bien-être social.

CULTURE

Il peut être cultivé dans des climats tropicaux et subtropicaux, mais il nécessite des conditions spécifiques pour prospérer, telles qu'une humidité élevée, des températures chaudes et une protection contre les vents forts. La culture du kava-kava peut être réalisée dans certaines parties de la France, mais il est essentiel de rechercher les réglementations locales et de suivre les pratiques de culture appropriées pour cette plante.

Il est important de noter que l'utilisation du kava-kava en tant que complément alimentaire ou à des fins médicinales peut être soumise à des réglementations et des restrictions dans certains pays en raison de préoccupations liées à la sécurité hépatique. Par conséquent, si vous envisagez d'utiliser du kava-kava, il est recommandé de consulter un professionnel de la santé ou un herboriste qualifié pour obtenir des conseils appropriés et vous assurer de respecter les réglementations locales.

UTILISATIONS TRADITIONNELLES DANS LE MONDE

Chaque culture a développé des connaissances profondes sur les plantes médicinales au fil des générations, et ces traditions continuent d'influencer la médecine moderne. Dans ce chapitre, nous mettrons en lumière les utilisations traditionnelles des plantes médicinales dans différentes parties du monde. Cela comprendra des exemples de plantes utilisées pour traiter des affections courantes, mais aussi des plantes moins connues qui ont des utilisations médicinales uniques dans leur culture d'origine.

Médecine Traditionnelle Chinoise (MTC)

Exemple de plante courante : Réglisse (Glycyrrhiza glabra) pour la toux et les maux de gorge.

Plante moins connue : Astragale (Astragalus membranaceus) pour renforcer le système immunitaire.

Médecine Ayurvédique (Inde)

Exemple de plante courante : Curcuma (Curcuma longa) pour ses propriétés anti-inflammatoires et digestives.

Plante moins connue : Ashoka (Saraca asoca) pour les problèmes menstruels chez les femmes.

Médecine Amérindienne (Amérique du Nord)

Exemple de plante courante : Sauge blanche (Salvia apiana) pour la purification rituelle.

Plante moins connue : Épilobe en épi (Epilobium angustifolium) pour les problèmes urinaires.

Médecine Africaine Traditionnelle

Exemple de plante courante : Rooibos (Aspalathus linearis) pour ses propriétés antioxydantes et digestives.

Plante moins connue : Buchu (Agathosma betulina) pour les troubles urinaires et rénaux.

Médecine Traditionnelle Japonaise

Exemple de plante courante : Thé vert (Camellia sinensis) pour ses bienfaits pour la santé.

Plante moins connue : Ginkgo biloba pour la circulation sanguine et la mémoire.

Médecine Traditionnelle Amazonienne (Amérique du Sud)

Exemple de plante courante : Cat's Claw (Uncaria tomentosa) pour renforcer le système immunitaire.

Plante moins connue : Ayahuasca (Banisteriopsis caapi) pour ses propriétés psychédéliques et spirituelles.

Médecine Traditionnelle Maorie (Nouvelle-Zélande)

Exemple de plante courante : Manuka (Leptospermum scoparium) pour ses propriétés antimicrobiennes.

Plante moins connue : Kawakawa (Macropiper excelsum) pour les douleurs et les problèmes digestifs.

Cultiver et préparer vos propres plantes médicinales

L'autosuffisance en matière de plantes médicinales est une démarche gratifiante et économique. Nous vous guiderons à travers les étapes pour cultiver, récolter et préparer vos propres herbes médicinales à la maison.

Découvrons ensemble :
- Comment créer un jardin de plantes médicinales : La sélection de l'emplacement, le choix des plantes et les techniques de culture pour établir un jardin de phytothérapie florissant.
- La récolte et le séchage des herbes : le meilleur moment pour récolter vos herbes, ainsi que les méthodes appropriées pour les sécher et les conserver afin de préserver leur potentiel médicinal.
- Les préparations à base de plantes : des instructions détaillées sur la préparation de différentes formes de remèdes à base de plantes, notamment les infusions, les décoctions, les teintures, les huiles essentielles et les onguents.
- Les recettes de remèdes maison : découvrez des recettes simples pour préparer des remèdes à base de plantes pour les maux courants, du baume apaisant à la lavande aux tisanes revitalisantes.

En maîtrisant les bases de la phytothérapie, vous serez mieux équipé pour tirer pleinement parti des bienfaits des plantes médicinales dans votre vie quotidienne. Ce chapitre jettera les bases de votre voyage dans le monde de la phytothérapie, vous permettant d'explorer et d'apprécier les trésors de la nature qui vous entourent.

Camomille
Matricaria chamomilla

Création d'un jardin de camomille

La camomille prospère dans les **sols bien drainés et en plein soleil**. Assurez-vous de **planter vos semis ou graines au printemps** et de les **espacer d'environ 15 cm**. Vous pouvez également cultiver de la camomille en pot si vous avez un espace limité.

Récolte et séchage de la camomille

Récoltez les fleurs de camomille au moment où elles sont **complètement ouvertes, généralement au début de l'été**. Pour sécher, **étalez les fleurs sur un plateau dans un endroit sec et bien ventilé à l'abri de la lumière directe du soleil**. Une fois séchées, **conservez-les dans un récipient hermétique à l'abri de la chaleur et de l'humidité**.

Préparations à base de camomille

La camomille est souvent utilisée pour faire des infusions. Versez de l'eau bouillante sur les fleurs séchées et laissez infuser pendant 5 à 10 minutes pour une délicieuse tisane apaisante. Vous pouvez également préparer une teinture en macérant les fleurs dans de l'alcool ou faire de l'huile essentielle en distillant les fleurs.

Recettes de remèdes maison à base de camomille

Une infusion de camomille peut être utilisée pour apaiser les maux d'estomac et l'insomnie. Vous pouvez également ajouter quelques gouttes d'huile essentielle de camomille à une huile de support pour créer un baume apaisant pour la peau.

Menthe poivrée
Mentha x piperita

Création d'un jardin de menthe poivrée

La menthe poivrée est une plante vigoureuse qui se propage facilement. Elle pousse bien dans un sol bien drainé et partiellement ombragé. Pour contenir sa croissance, plantez-la dans un pot ou utilisez des barrières racinaires.

Récolte et séchage de la menthe poivrée

Récoltez les feuilles de menthe poivrée avant que la plante ne fleurisse, car elles sont plus aromatiques à ce stade. Pour sécher, suspendez les branches tête en bas dans un endroit sec et sombre jusqu'à ce qu'elles soient friables. Stockez les feuilles séchées dans un récipient hermétique à l'abri de la lumière et de l'humidité.

Préparations à base de menthe poivrée

Les feuilles de menthe poivrée peuvent être utilisées pour préparer des infusions rafraîchissantes. Versez de l'eau bouillante sur les feuilles séchées et laissez infuser pendant 5 à 10 minutes. Vous pouvez également préparer une teinture en macérant les feuilles dans de l'alcool.

Recettes de remèdes maison à base de menthe poivrée

Une infusion de menthe poivrée peut soulager les maux d'estomac et les nausées. Vous pouvez également diluer l'huile essentielle de menthe poivrée dans une huile de support pour créer un baume apaisant pour les maux de tête.

Achillée millefeuille
Achillea millefolium

Création d'un jardin d'achillée millefeuille

L'achillée millefeuille pousse bien dans un sol sec et bien drainé en plein soleil. Plantez les graines ou les jeunes plants au printemps et espacez-les d'environ 30 cm.

Récolte et séchage de l'achillée millefeuille

Récoltez les sommités fleuries de l'achillée millefeuille au moment de la floraison, généralement en été. Pour sécher, suspendez les tiges tête en bas dans un endroit sec et bien ventilé à l'abri de la lumière directe du soleil. Stockez les parties séchées dans un récipient hermétique à l'abri de la chaleur et de l'humidité.

Préparations à base d'achillée millefeuille

L'achillée millefeuille peut être utilisée pour préparer une infusion. Versez de l'eau bouillante sur les parties séchées et laissez infuser pendant 10 à 15 minutes. Vous pouvez également préparer une teinture en macérant les parties aériennes dans de l'alcool.

Recettes de remèdes maison à base d'achillée millefeuille

L'infusion d'achillée millefeuille peut être utilisée pour stopper les saignements mineurs. Appliquez également une compresse d'infusion froide sur les irritations cutanées pour apaiser la peau.

Calendula
Calendula officinalis

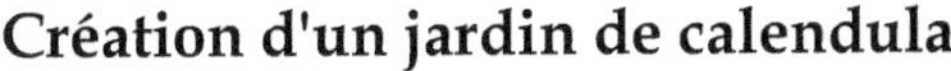

Création d'un jardin de calendula

Le calendula pousse bien dans un sol bien drainé en plein soleil à mi-ombre. Plantez les graines au printemps et espacez-les d'environ 20 cm.

Récolte et séchage du calendula

Récoltez les fleurs de calendula lorsque la floraison est abondante. Pour sécher, étalez les fleurs sur un plateau dans un endroit sec et bien ventilé à l'abri de la lumière directe du soleil. Stockez-les dans un récipient hermétique à l'abri de la chaleur et de l'humidité.

Préparations à base de calendula

Le calendula est souvent utilisé pour préparer une infusion ou une décoction. Versez de l'eau bouillante sur les fleurs séchées et laissez infuser pendant 10 à 15 minutes. Vous pouvez également préparer une teinture en macérant les fleurs dans de l'alcool ou une huile essentielle en distillant les fleurs.

Recettes de remèdes maison à base de calendula

L'huile de calendula est couramment utilisée pour apaiser les irritations de la peau, les coups de soleil et les affections cutanées mineures. Vous pouvez également l'ajouter à des baumes ou à des savons faits maison.

Mélisse
Melissa officinalis

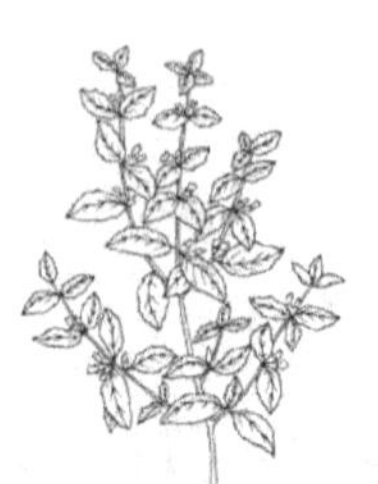

Création d'un jardin de mélisse

La mélisse préfère un sol bien drainé et ensoleillé à mi-ombre. Plantez des semis ou des boutures de mélisse au printemps ou à l'automne, en les espaçant d'environ 45 cm.

Récolte et séchage de la mélisse

Récoltez les feuilles de mélisse avant la floraison, car elles sont à leur meilleur moment. Pour sécher, suspendez les tiges tête en bas dans un endroit sec et bien ventilé, à l'abri de la lumière directe du soleil. Une fois séchées, stockez les feuilles dans un récipient hermétique à l'abri de la chaleur et de l'humidité.

Préparations à base de mélisse

La mélisse est idéale pour préparer des infusions apaisantes. Versez de l'eau bouillante sur les feuilles séchées et laissez infuser pendant 10 à 15 minutes. Vous pouvez également préparer une teinture en macérant les feuilles dans de l'alcool.

Recettes de remèdes maison à base de mélisse

L'infusion de mélisse est souvent utilisée pour soulager le stress, l'anxiété et les troubles du sommeil. Elle peut également aider à apaiser les maux d'estomac et les indigestions.

Gingembre
Zingiber officinale

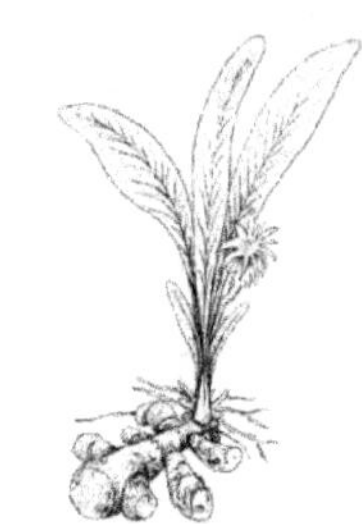

Création d'un jardin de gingembre

Le gingembre est originaire des régions tropicales, mais il peut être cultivé dans des climats plus frais en utilisant des rhizomes. Plantez les rhizomes dans un sol bien drainé, riche en matière organique et en plein soleil. Vous pouvez également cultiver le gingembre en pot.

Récolte et séchage du gingembre

Le gingembre est récolté lorsque la plante atteint sa maturité, généralement après 9 à 10 mois de croissance. Pour sécher, retirez le rhizome de la terre et nettoyez-le soigneusement. Vous pouvez le sécher à l'ombre pendant plusieurs jours ou à l'aide d'un déshydrateur. Une fois sec, conservez le gingembre dans un récipient hermétique.

Préparations à base de gingembre

Le gingembre peut être utilisé pour préparer des infusions en tranchant ou en râpant le rhizome frais et en le faisant bouillir. Vous pouvez également préparer une teinture en macérant le rhizome dans de l'alcool ou de l'huile essentielle en distillant le gingembre.

Recettes de remèdes maison à base de gingembre

Une infusion de gingembre est efficace pour soulager les nausées, les maux d'estomac et les troubles digestifs. Il est également couramment utilisé pour stimuler la circulation sanguine et soulager les douleurs musculaires.

Fenouil
Foeniculum vulgare

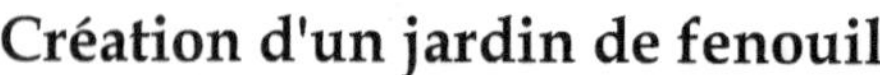

Création d'un jardin de fenouil

Le fenouil pousse bien dans un sol bien drainé en plein soleil. Plantez les graines de fenouil au printemps ou à l'automne, en les espaçant d'environ 30 cm.

Récolte et séchage du fenouil

Récoltez les feuilles et les graines de fenouil lorsque la plante est en pleine floraison, généralement en été. Pour sécher, suspendez les tiges tête en bas dans un endroit sec et bien ventilé, à l'abri de la lumière directe du soleil. Stockez les parties séchées dans un récipient hermétique à l'abri de la chaleur et de l'humidité.

Préparations à base de fenouil

Les graines de fenouil peuvent être utilisées pour préparer une infusion ou une décoction. Versez de l'eau bouillante sur les graines séchées et laissez infuser pendant 10 à 15 minutes.

Recettes de remèdes maison à base de fenouil

Le fenouil est souvent utilisé pour apaiser les troubles digestifs, les coliques chez les nourrissons et les ballonnements. Il peut également favoriser la lactation chez les mères allaitantes.

Réglisse
Glycyrrhiza glabra

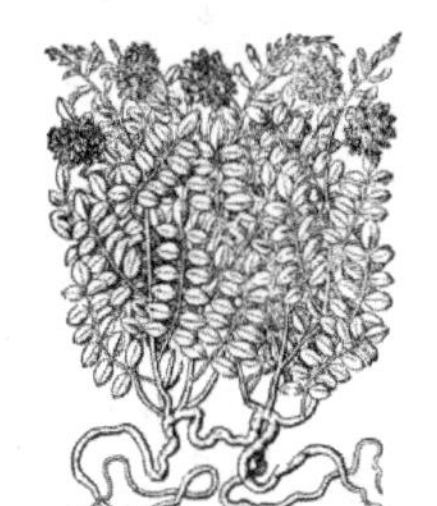

Création d'un jardin de réglisse

La réglisse est une plante vivace qui préfère un sol bien drainé et ensoleillé. Plantez des graines ou des plants de réglisse au printemps, en les espaçant d'environ 60 cm.

Récolte et séchage de la réglisse

Récoltez les racines de réglisse à l'automne, lorsque la plante a atteint une maturité suffisante. Pour sécher, lavez soigneusement les racines et coupez-les en morceaux. Vous pouvez les sécher à l'ombre ou à l'aide d'un déshydrateur. Une fois sèches, conservez les racines dans un récipient hermétique.

Préparations à base de réglisse

La réglisse est couramment utilisée pour préparer une décoction en faisant bouillir les racines séchées dans de l'eau. Vous pouvez également préparer une teinture en macérant les racines dans de l'alcool.

Recettes de remèdes maison à base de réglisse

La décoction de réglisse est utilisée pour apaiser les irritations de la gorge, les toux et les affections respiratoires. Elle est également employée pour traiter les troubles gastro-intestinaux et les ulcères gastro-duodénaux. Notez que la réglisse peut interagir avec certains médicaments, il est donc important de l'utiliser avec prudence.

Échinacée
Echinacea purpurea

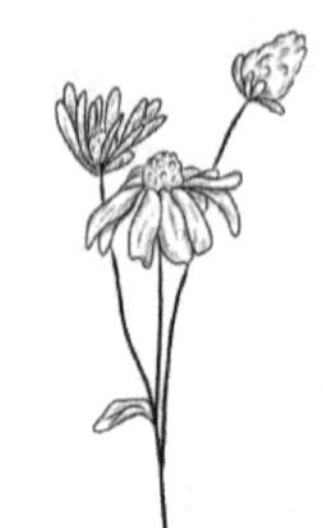

Création d'un jardin d'échinacée

L'échinacée prospère dans un sol bien drainé et en plein soleil. Plantez des graines ou des plants d'échinacée au printemps ou à l'automne, en les espaçant d'environ 30 cm.

Récolte et séchage de l'échinacée

Récoltez les parties aériennes de l'échinacée lorsque la plante est en pleine floraison, généralement en été. Pour sécher, suspendez les tiges tête en bas dans un endroit sec et bien ventilé, à l'abri de la lumière directe du soleil. Une fois sèches, stockez les parties séchées dans un récipient hermétique à l'abri de la chaleur et de l'humidité.

Préparations à base d'échinacée

L'échinacée est souvent utilisée pour préparer une infusion ou une décoction. Versez de l'eau bouillante sur les parties aériennes séchées et laissez infuser pendant 10 à 15 minutes. Vous pouvez également préparer une teinture en macérant les parties aériennes dans de l'alcool.

Recettes de remèdes maison à base d'échinacée

L'échinacée est reconnue pour renforcer le système immunitaire et aider à combattre les infections respiratoires et virales. Elle est souvent utilisée en prévention pendant les périodes de risque accru d'infection.

Astragale
Astragalus membranaceus

Création d'un jardin d'astragale

L'astragale préfère un sol bien drainé en plein soleil. Plantez des graines ou des plants d'astragale au printemps ou à l'automne, en les espaçant d'environ 60 cm.

Récolte et séchage de l'astragale

Récoltez les racines d'astragale à l'automne, après deux à trois ans de croissance. Pour sécher, lavez soigneusement les racines et coupez-les en morceaux. Vous pouvez les sécher à l'ombre ou à l'aide d'un déshydrateur. Une fois sèches, conservez les racines dans un récipient hermétique.

Préparations à base d'astragale

L'astragale est souvent utilisé pour préparer une décoction en faisant bouillir les racines séchées dans de l'eau. Vous pouvez également préparer une teinture en macérant les racines dans de l'alcool.

Recettes de remèdes maison à base d'astragale

L'astragale est une herbe adaptogène qui peut renforcer le système immunitaire en augmentant la résistance de l'organisme aux infections. Elle est couramment utilisée dans la médecine traditionnelle chinoise.

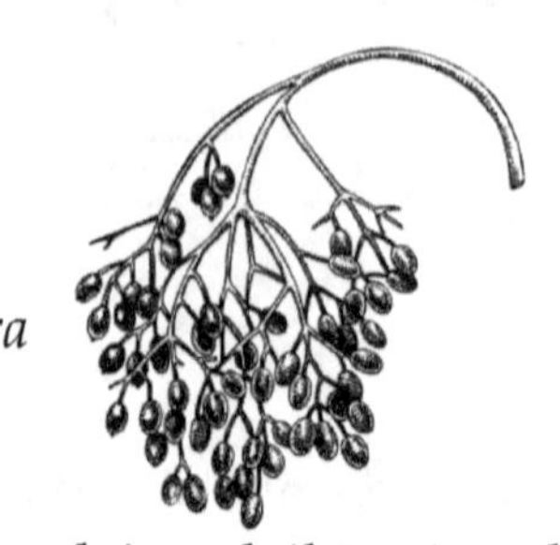

Sureau
Sambucus nigra

Création d'un jardin de sureau

Le sureau préfère un sol bien drainé en plein soleil à mi-ombre. Plantez des graines ou des plants de sureau au printemps ou à l'automne, en les espaçant d'environ 1 à 2 mètres.

Récolte et séchage du sureau

Récoltez les fleurs de sureau lorsqu'elles sont en pleine floraison, généralement au début de l'été. Pour sécher, suspendez les ombelles de fleurs tête en bas dans un endroit sec et bien ventilé, à l'abri de la lumière directe du soleil. Stockez les fleurs séchées dans un récipient hermétique à l'abri de la chaleur et de l'humidité.

Préparations à base de sureau

Les fleurs de sureau sont souvent utilisées pour préparer une infusion. Versez de l'eau bouillante sur les fleurs séchées et laissez infuser pendant 10 à 15 minutes. Vous pouvez également préparer une teinture en macérant les fleurs dans de l'alcool.

Recettes de remèdes maison à base de sureau

Le sureau est riche en antioxydants et en vitamine C, ce qui en fait un excellent soutien pour le système immunitaire. Il est souvent utilisé pour soulager les symptômes du rhume et de la grippe.

Thym
Thymus vulgaris

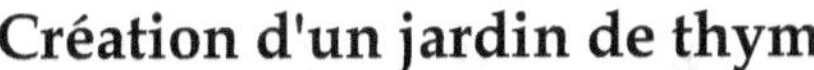

Création d'un jardin de thym

Le thym préfère un sol bien drainé en plein soleil. Plantez des graines, des boutures ou des plants de thym au printemps, en les espaçant d'environ 25 cm.

Récolte et séchage du thym

Récoltez les tiges de thym lorsque la plante est en pleine floraison, généralement au printemps ou en été. Pour sécher, suspendez les tiges tête en bas dans un endroit sec et bien ventilé, à l'abri de la lumière directe du soleil. Stockez les parties séchées dans un récipient hermétique à l'abri de la chaleur et de l'humidité.

Préparations à base de thym

Le thym est souvent utilisé pour préparer des infusions. Versez de l'eau bouillante sur les tiges séchées et laissez infuser pendant 5 à 10 minutes. Vous pouvez également préparer une teinture en macérant les tiges dans de l'alcool ou de l'huile essentielle en distillant le thym.

Recettes de remèdes maison à base de thym

Le thym possède des propriétés antimicrobiennes et expectorantes. Il est souvent utilisé pour soulager les affections respiratoires et aider à dégager les voies respiratoires lors d'infections.

En cultivant, récoltant et préparant ces plantes médicinales de manière appropriée, vous serez en mesure de créer une trousse de phytothérapie complète pour répondre à divers besoins de santé naturelle. Assurez-vous toujours de respecter les meilleures pratiques de culture, de récolte et de préparation pour garantir l'efficacité de ces remèdes naturels.

Remèdes et Préparations

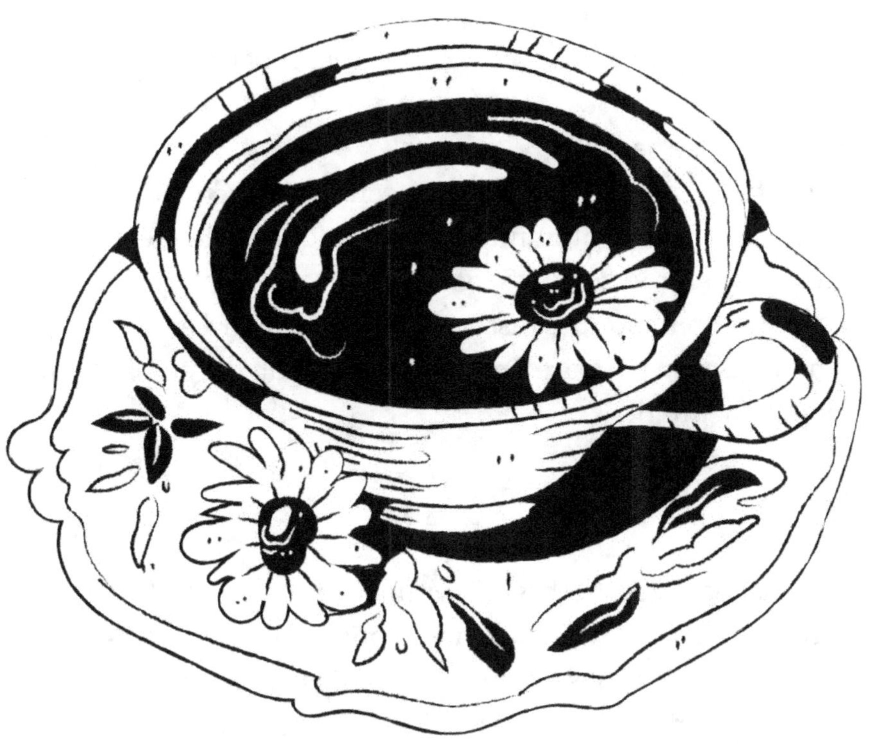

Ce chapitre vous guidera à travers différentes méthodes de préparation des plantes médicinales, ainsi que des recettes de remèdes à base de plantes pour divers maux et affections. Vous découvrirez comment extraire les propriétés bénéfiques des plantes pour en tirer le meilleur parti.

Infusions
Préparation d'une Infusion à Base de Plantes

Les infusions sont l'une des méthodes les plus simples et les plus courantes pour préparer des remèdes à base de plantes. Elles consistent à infuser des parties de plantes séchées dans de l'eau chaude pour extraire leurs propriétés bénéfiques.

Matériel nécessaire :

- Une tasse ou une théière en céramique, en verre ou en porcelaine (évitez l'aluminium, le plastique ou le métal, car ils peuvent altérer le goût des infusions)
- Une bouilloire ou une casserole pour chauffer l'eau
- Un tamis, une passoire fine ou un sachet de thé en papier non blanchi (facultatif)

Étapes de préparation :

1. Choisissez vos herbes : Commencez par sélectionner les parties de plantes séchées que vous souhaitez utiliser. Les feuilles, les fleurs, les racines ou les tiges peuvent toutes être utilisées pour préparer des infusions. Assurez-vous qu'elles sont séchées, car l'humidité peut favoriser la croissance de moisissures.

2. Portez de l'eau à ébullition : Faites chauffer de l'eau propre et de qualité à ébullition. La quantité d'eau dépendra de la taille de votre tasse ou de votre théière, mais généralement, une tasse d'eau par portion est suffisante.

3. Préparez votre récipient : Pendant que l'eau chauffe, préparez votre tasse ou votre théière. Placez les parties de plantes séchées dans le récipient. La quantité exacte dépendra du type de plante et de votre préférence personnelle. En général, vous pouvez utiliser environ une à deux cuillères à café de plantes séchées par tasse d'eau.

4. Versez de l'eau chaude : Une fois que l'eau atteint l'ébullition, retirez-la du feu et attendez quelques instants pour qu'elle refroidisse légèrement. Versez ensuite l'eau chaude sur les parties de plantes séchées dans votre récipient.

5. Couvrez et infusez : Couvrez votre tasse ou votre théière avec un couvercle ou une soucoupe pour retenir la chaleur. Laissez les plantes infuser dans l'eau chaude pendant environ 5 à 10 minutes. La durée d'infusion peut varier en fonction du type de plante et de la force que vous souhaitez obtenir.

6. Filtrez (facultatif) : Si vous préférez une infusion sans particules de plantes, utilisez un tamis, une passoire fine ou un sachet de thé pour filtrer votre infusion lorsque vous la versez dans une autre tasse.

7. Dégustez : Votre infusion à base de plantes est maintenant prête à être dégustée. Vous pouvez la boire chaude ou laisser refroidir pour une boisson rafraîchissante.

N'oubliez pas que les temps d'infusion, les quantités de plantes et les méthodes peuvent varier en fonction des plantes spécifiques que vous utilisez, alors n'hésitez pas à expérimenter pour trouver le goût et la force qui vous conviennent le mieux.

Décoctions
Préparation d'une Décoction à Base de Plantes

Les décoctions sont une méthode de préparation qui convient aux parties de plantes plus dures, comme les racines, les écorces et parfois les graines. Cette méthode implique de faire bouillir les plantes dans de l'eau pour extraire leurs propriétés bénéfiques.

Matériel nécessaire :
- Une casserole en acier inoxydable, en verre ou en céramique
- Une cuillère en bois ou en acier inoxydable
- De l'eau propre et de qualité
- Les parties de plantes séchées que vous souhaitez utiliser

Étapes de préparation :

1. Choisissez vos herbes : Sélectionnez les parties de plantes séchées que vous souhaitez utiliser. Les racines, les écorces et les graines conviennent généralement mieux aux décoctions que les feuilles ou les fleurs. Assurez-vous qu'elles sont séchées.

2. Mesurez la quantité d'eau : Mesurez la quantité d'eau nécessaire en fonction de la quantité de décoction que vous souhaitez préparer. Généralement, utilisez environ 30 à 60 ml d'eau par gramme de plante séchée, mais cela peut varier en fonction de la plante et de vos préférences.

3. Préparez les plantes : Placez les parties de plantes séchées dans une casserole. Vous pouvez utiliser environ une à deux cuillères à café de plantes séchées par tasse d'eau.

4. Ajoutez de l'eau froide : Versez l'eau froide sur les plantes dans la casserole. Il est important de commencer avec de l'eau froide pour permettre une extraction adéquate des composés de la plante.

5. Faites chauffer à feu doux : Portez lentement l'eau et les plantes à ébullition à feu doux. Laissez mijoter doucement pendant environ 15 à 30 minutes, en fonction du type de plante et de la quantité d'eau. Vous pouvez couvrir la casserole pour éviter l'évaporation excessive de l'eau.

6. Retirez du feu : Une fois que la décoction a mijoté pendant le temps nécessaire, retirez-la du feu et laissez-la refroidir légèrement.

7. Filtrez : Utilisez un tamis ou une passoire pour filtrer la décoction dans une tasse ou un récipient propre. Vous pouvez presser légèrement les plantes pour en extraire davantage de liquide.

8. Dégustez : Votre décoction à base de plantes est maintenant prête à être dégustée. Vous pouvez la boire chaude, tiède ou froide, en fonction de vos préférences.

N'oubliez pas que le temps de décoction et la quantité de plantes peuvent varier en fonction de la plante spécifique que vous utilisez, alors assurez-vous de consulter des sources fiables pour des instructions spécifiques à chaque plante.

Teintures
Préparation d'une Teinture Maison

Les teintures sont des extraits concentrés de plantes à base d'alcool, d'eau et de plantes. Elles sont particulièrement adaptées pour extraire les composés actifs des plantes, les rendant puissantes et faciles à doser. Voici comment préparer une teinture :

Matériel nécessaire :
- Un bocal en verre propre avec un couvercle hermétique
- Des parties de plantes séchées ou fraîches
- De l'alcool (généralement de la vodka, de la tequila ou de l'alcool à 40-60% de degré)
- Un récipient pour filtrer la teinture (comme un entonnoir, une passoire fine et un tamis)
- Un flacon compte-gouttes en verre ambré pour stocker la teinture

Étapes de préparation :

1. Préparez les plantes : Utilisez des parties de plantes séchées ou fraîches. Si vous utilisez des parties fraîches, assurez-vous qu'elles sont propres et sèches. Si vous utilisez des parties séchées, mesurez la quantité que vous souhaitez utiliser.

2. Préparez le bocal : Placez les parties de plantes dans le bocal en verre. Vous pouvez remplir le bocal aux trois quarts.

3. Ajoutez l'alcool : Versez l'alcool sur les plantes dans le bocal. Assurez-vous que les plantes sont complètement immergées. Utilisez de l'alcool à 40-60% de degré pour garantir une extraction efficace.

4. Agitez : Fermez le bocal hermétiquement et secouez-le doucement pour mélanger les plantes et l'alcool.

5. Macération : Placez le bocal dans un endroit frais, sombre et sec pendant au moins 2 à 6 semaines. Vous pouvez secouer le bocal doucement tous les quelques jours pour assurer une extraction continue.

6. Filtrez : Après la période de macération, filtrez la teinture en utilisant un récipient pour filtrer. Pressez les plantes pour en extraire autant de liquide que possible.

7. Stockage : Transférez la teinture filtrée dans un flacon compte-gouttes en verre ambré. Étiquetez le flacon avec le nom de la plante, la date de préparation et les instructions de dosage.

Dosage d'une Teinture

Le dosage d'une teinture dépend de la plante spécifique et de l'affection que vous souhaitez traiter. Il est essentiel de consulter des sources fiables pour déterminer le dosage approprié. En général, vous pouvez commencer par 10 à 30 gouttes de teinture, diluées dans de l'eau ou du jus, pris deux à trois fois par jour. Cependant, certains remèdes peuvent nécessiter des dosages différents.

Il est crucial de consulter un professionnel de la santé ou un herboriste qualifié pour des recommandations de dosage spécifiques à votre situation. Assurez-vous également de surveiller les effets et ajustez le dosage si nécessaire.

Conservez toujours vos teintures dans un endroit frais, sombre et sec pour prolonger leur durée de conservation.

Huiles Essentielles
Extraction des Huiles Essentielles

L'extraction des huiles essentielles à partir de plantes nécessite une méthode spécifique. L'extraction peut se faire par distillation à la vapeur, expression à froid ou macération. La méthode de distillation à la vapeur est la plus courante pour obtenir des huiles essentielles de qualité. Voici comment procéder :

Matériel nécessaire :
- Plantes fraîches ou séchées (parties de plantes appropriées)
- Un alambic ou un distillateur à vapeur
- De l'eau
- Un récipient de collecte pour les huiles essentielles
- Un séparateur d'huile et d'eau
- Un flacon en verre ambré pour stocker l'huile essentielle

Étapes de préparation :

1. Préparez les plantes : Choisissez des parties de plantes fraîches ou séchées de haute qualité. Coupez-les en morceaux si nécessaire.

2. Chargez l'alambic : Placez les plantes dans le compartiment de l'alambic prévu à cet effet.

3. Ajoutez de l'eau : Ajoutez de l'eau dans la chaudière de l'alambic sans submerger les plantes. L'eau est chauffée pour créer de la vapeur.

4. Chauffez l'alambic : Chauffez l'alambic pour générer de la vapeur. La vapeur passe à travers les plantes, extrayant les composés aromatiques.

5. Condensez la vapeur : La vapeur chargée d'huiles essentielles passe ensuite par un serpentin refroidi par de l'eau pour se condenser en liquide. Cela forme un mélange d'huile essentielle et d'eau.

6. Séparez l'huile essentielle : Utilisez un séparateur d'huile et d'eau pour séparer l'huile essentielle de l'eau. L'huile essentielle, plus légère, flotte au-dessus de l'eau.

7. Stockage : Transférez l'huile essentielle dans un flacon en verre ambré propre et hermétiquement fermé. Étiquetez le flacon avec le nom de la plante, la date d'extraction et les instructions d'utilisation.

Utilisation des Huiles Essentielles

Les huiles essentielles peuvent être utilisées de diverses manières, notamment :

1. Diffusion : Utilisez un diffuseur d'huiles essentielles pour répandre les arômes dans l'air. Cela peut aider à créer une ambiance apaisante ou à purifier l'air.

2. Application topique : Diluez l'huile essentielle dans une huile porteuse (comme l'huile de coco ou l'huile d'amande douce) avant de l'appliquer sur la peau. Assurez-vous de faire un test cutané pour vérifier la tolérance de la peau.

3. Bains aromatiques : Ajoutez quelques gouttes d'huile essentielle à l'eau du bain pour un bain relaxant.

4. Inhalation : Ajoutez quelques gouttes d'huile essentielle dans un bol d'eau chaude, penchez-vous au-dessus du bol et inhalez la vapeur pour décongestionner les voies respiratoires.

5. Compresses : Ajoutez quelques gouttes d'huile essentielle à de l'eau chaude, trempez une serviette ou un chiffon dans le mélange, essorez-le et appliquez-le sur la zone concernée.

Assurez-vous de rechercher des informations spécifiques sur chaque huile essentielle pour connaître leurs propriétés, précautions et dosages appropriés, car elles peuvent varier considérablement d'une huile à l'autre. En outre, certaines huiles essentielles sont contre-indiquées pour certaines personnes (comme les femmes enceintes ou les personnes souffrant de certaines affections médicales), il est donc important de consulter un professionnel de la santé avant une utilisation spécifique.

Onguents et Baumes
Préparer un Onguent à Base de Plantes

Ces préparations sont idéales pour les douleurs musculaires, les irritations cutanées et plus encore.

Ingrédients de Base :
- Huile de support (comme l'huile d'olive, l'huile de coco, ou l'huile d'amande douce)
- Cire d'abeille (pour épaissir l'onguent)
- Plantes médicinales séchées ou des huiles essentielles (en fonction de l'onguent que vous souhaitez préparer)
- Récipient en verre pour stocker l'onguent
- Bain-marie ou une casserole et un bol résistant à la chaleur

Étapes de préparation :

1. Préparation des plantes : Vous pouvez utiliser des plantes médicinales séchées ou des huiles essentielles pour préparer votre onguent. Si vous utilisez des plantes séchées, assurez-vous qu'elles sont complètement sèches et broyez-les en poudre fine.

2. Infusion d'huile : Versez l'huile de support dans un bocal en verre et ajoutez les plantes médicinales. Assurez-vous que les plantes sont bien couvertes par l'huile. Laissez infuser pendant plusieurs semaines à l'abri de la lumière, en secouant doucement le bocal chaque jour pour mélanger les ingrédients.

3. Filtrage : Après l'infusion, filtrez l'huile à travers une passoire fine ou un filtre à café pour retirer les particules de plantes.

4. Préparation de l'onguent : Dans une casserole ou un bol résistant à la chaleur, faites fondre la cire d'abeille à feu doux. Ajoutez l'huile infusée et mélangez bien jusqu'à obtenir une consistance homogène. Vous pouvez ajouter quelques gouttes d'huiles essentielles à ce stade si vous le souhaitez, pour renforcer les propriétés de l'onguent.

5. Refroidissement et Stockage : Versez l'onguent chaud dans un récipient en verre propre et sec. Laissez-le refroidir complètement à température ambiante jusqu'à ce qu'il durcisse.

Onguents et Baumes
Préparer un Baume à Base de Plantes

Ingrédients de Base :

- Huile de support (comme l'huile d'olive, l'huile de coco, ou l'huile d'amande douce)
- Cire d'abeille (pour épaissir l'onguent)
- Plantes médicinales séchées ou des huiles essentielles (en fonction de l'onguent que vous souhaitez préparer)
- Récipient en verre pour stocker l'onguent
- Bain-marie ou une casserole et un bol résistant à la chaleur

Étapes de préparation :

1. Préparation des plantes : Comme pour l'onguent, préparez vos plantes médicinales séchées ou choisissez des huiles essentielles appropriées pour votre baume.

2. Infusion d'huile : Infusez les plantes médicinales dans l'huile de support comme décrit précédemment pour l'onguent.

3. Filtrage : Filtrez l'huile infusée pour retirer les particules de plantes.

4. Préparation du baume : Dans une casserole ou un bol résistant à la chaleur, faites fondre la cire d'abeille à feu doux. Ajoutez l'huile infusée et mélangez bien.

5. Option aromatisation (facultatif) : Si vous le souhaitez, ajoutez des huiles essentielles pour parfumer le baume et renforcer ses propriétés.

6. Couler dans des contenants : Versez le mélange chaud dans des contenants propres et secs, comme des petits pots en verre. Laissez le baume refroidir à température ambiante jusqu'à ce qu'il durcisse.

Une fois refroidis, les onguents et les baumes à base de plantes peuvent être appliqués directement sur la peau pour divers problèmes cutanés, tels que les irritations, les éruptions cutanées, les douleurs musculaires, les piqûres d'insectes, etc. Assurez-vous de les stocker dans un endroit frais et sec à l'abri de la lumière pour une meilleure durée de conservation.

Recettes de Remèdes à Base de Plantes : Ce chapitre comprend une variété de recettes pour des remèdes à base de plantes destinés à traiter des maux courants. Que ce soit pour soulager un mal de gorge, favoriser le sommeil ou améliorer la digestion, vous trouverez des recettes simples et efficaces.

Que vous soyez novice en phytothérapie ou que vous souhaitiez approfondir vos connaissances, ce chapitre vous fournira des informations pratiques pour tirer parti des bienfaits des plantes médicinales dans votre vie quotidienne.

Remèdes pour les maux courants

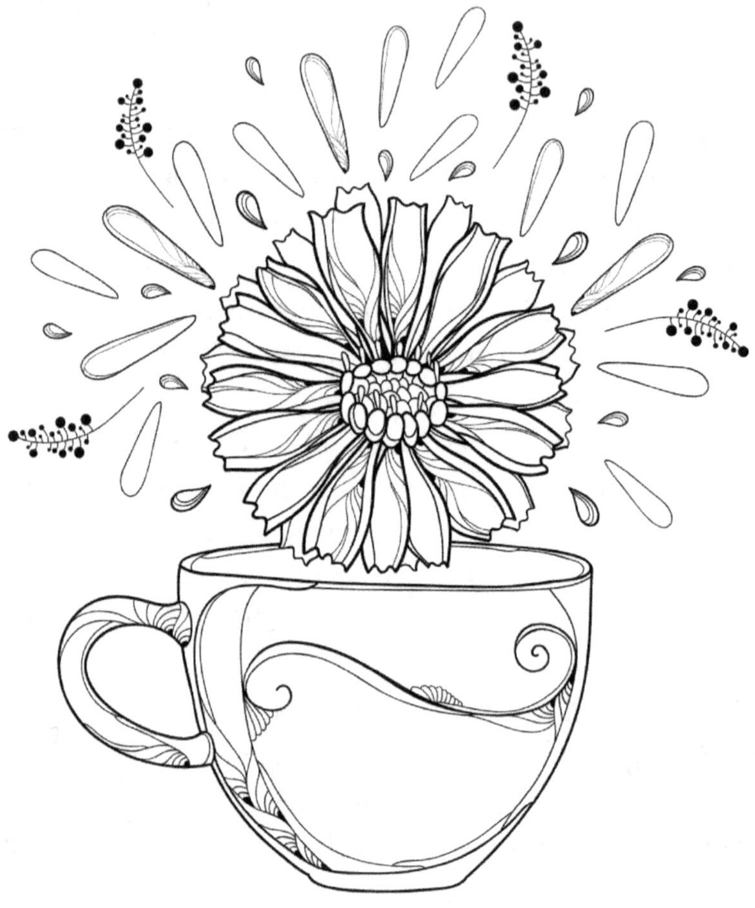

Dans ce chapitre, nous explorerons une variété de remèdes à base de plantes pour les maux courants qui affectent notre quotidien. Ces remèdes naturels vous permettront de soulager efficacement une gamme de problèmes de santé, tout en évitant les effets secondaires indésirables souvent associés aux médicaments synthétiques. Préparez-vous à découvrir des solutions naturelles pour les maux suivants :

FIÈVRE ET RHUME

La fièvre et le rhume sont des affections courantes qui peuvent nous ralentir et nous rendre mal à l'aise.

Heureusement, il existe des remèdes à base de plantes qui peuvent vous aider à vous sentir mieux plus rapidement.

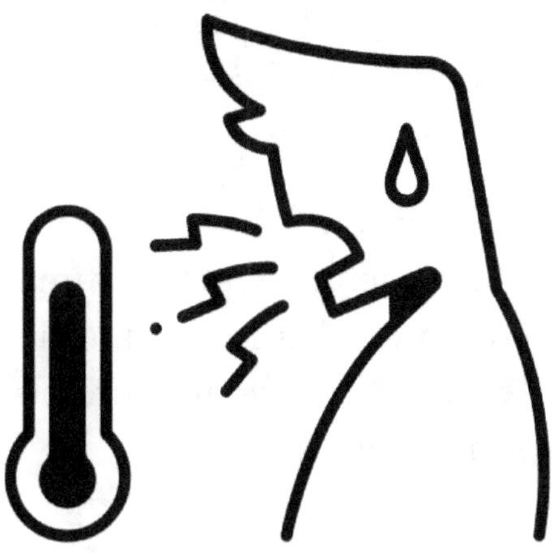

Fièvre et Rhume
Remèdes Naturels

La fièvre et le rhume sont des maux courants qui peuvent survenir à tout moment de l'année. Ils sont souvent accompagnés de symptômes tels que la fièvre, la congestion nasale, la toux, les éternuements, les maux de gorge et la fatigue.

Heureusement, la nature nous offre de nombreuses plantes médicinales aux propriétés antivirales, anti-inflammatoires et immunostimulantes pour soulager ces symptômes.

Plantes médicinales
pour la fièvre et le rhume

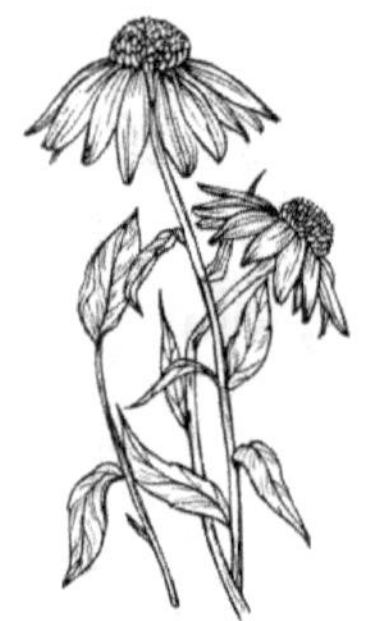 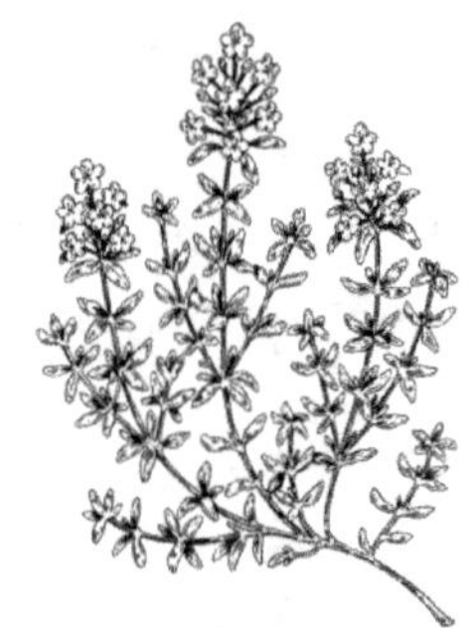 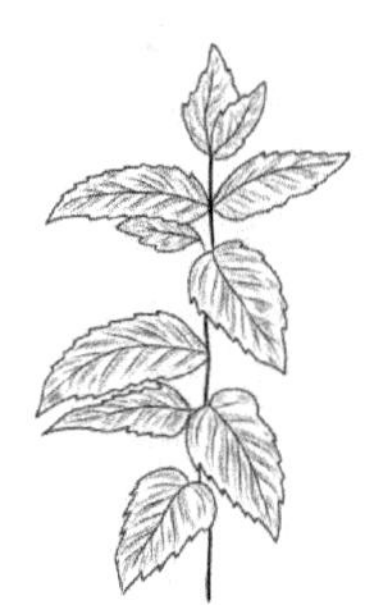

Echinacée (Echinacea purpurea)

L'échinacée est bien connue pour stimuler le système immunitaire et aider à combattre les infections virales. Vous pouvez la prendre sous forme de teinture ou d'infusion pour renforcer votre défense naturelle.

Thym (Thymus vulgaris)

Le thym est un excellent expectorant qui peut soulager la toux et la congestion nasale. Préparez une infusion de thym en faisant bouillir de l'eau et en y ajoutant des feuilles de thym séchées. Buvez cette infusion pour dégager les voies respiratoires.

Menthe poivrée (Mentha x piperita)

La menthe poivrée peut soulager les maux de gorge et apaiser les irritations nasales. Vous pouvez la consommer sous forme d'infusion ou d'inhalation de vapeurs de menthe.

Recettes de remèdes maison

Tisane à l'échinacée

Préparez une tisane en infusant les racines ou les parties aériennes d'échinacée dans de l'eau chaude. Ajoutez du miel et du citron pour améliorer le goût. Buvez cette tisane plusieurs fois par jour pour stimuler votre système immunitaire.

Sirop au miel et au citron

Mélangez du miel brut et du jus de citron frais. Prenez une cuillère à soupe de ce sirop toutes les quelques heures pour apaiser la gorge irritée et favoriser le soulagement de la toux.

Vapeurs de menthe poivrée

Faites bouillir de l'eau et ajoutez des feuilles de menthe poivrée fraîche ou séchée. Penchez-vous au-dessus de la casserole et inhalez les vapeurs pour soulager la congestion nasale.

Gargarisme au sel

Mélangez une cuillère à café de sel dans de l'eau tiède et utilisez cette solution pour faire des gargarismes. Cela peut apaiser la gorge douloureuse.

N'oubliez pas de vous reposer suffisamment, de rester hydraté et de consulter un professionnel de la santé si vos symptômes persistent ou s'aggravent. Les remèdes à base de plantes peuvent apporter un soulagement naturel, mais il est important de les utiliser en complément des soins médicaux appropriés lorsque cela est nécessaire.

MAUX DE TETE ET MIGRAINES

Les maux de tête et les migraines peuvent être extrêmement débilitants. Découvrez des herbes et des techniques qui peuvent apaiser ces douleurs intenses et vous permettre de reprendre le contrôle de votre journée.

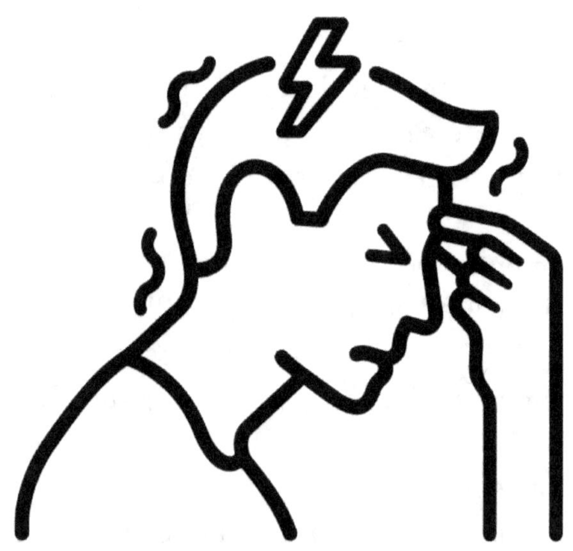

Maux de Tête et Migraines
Remèdes Naturels

Les maux de tête et les migraines sont des affections courantes qui peuvent varier en intensité, mais qui peuvent tous deux être extrêmement inconfortables et perturbants. Au lieu de recourir systématiquement à des médicaments, considérez les options naturelles à base de plantes pour soulager ces douleurs et reprendre le contrôle de votre journée.

Plantes médicinales pour les maux de tête et les migraines

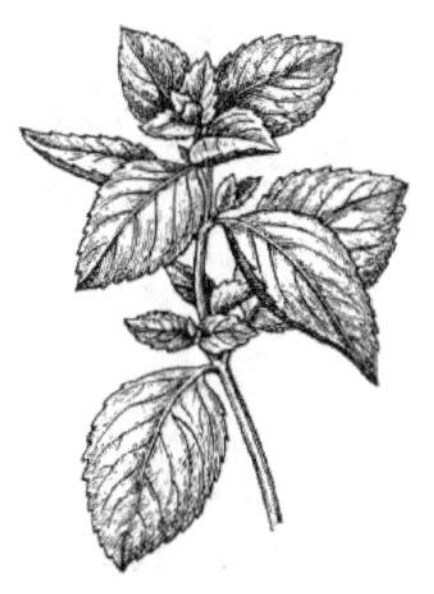 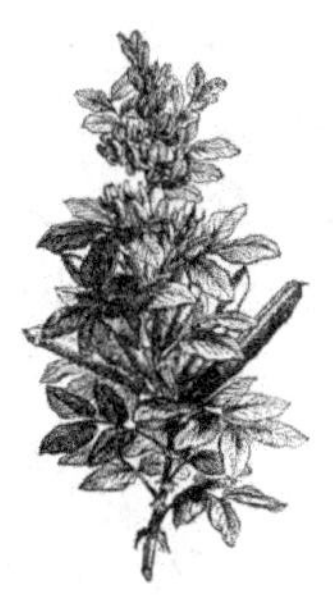 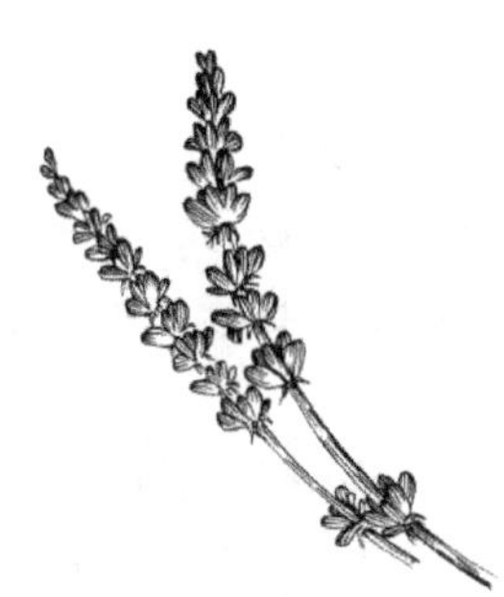

Menthe poivrée (Mentha x piperita)

La menthe poivrée est connue pour ses propriétés analgésiques et anti-inflammatoires. Elle peut aider à soulager les maux de tête en réduisant la tension musculaire et en améliorant la circulation sanguine. Appliquez de l'huile essentielle de menthe poivrée diluée sur les tempes pour un soulagement rapide.

Féverole (Tanacetum parthenium)

La féverole, également appelée grande camomille, est une herbe qui a montré son efficacité dans la prévention des migraines. Elle peut réduire la fréquence et la gravité des crises. Prenez-la sous forme de capsules ou d'infusion.

Lavande (Lavandula angustifolia)

La lavande possède des propriétés relaxantes qui peuvent aider à soulager les maux de tête causés par le stress et la tension. L'huile essentielle de lavande peut être utilisée en inhalation ou en massage.

Recettes de remèdes maison

Massage à l'huile de menthe poivrée

Mélangez quelques gouttes d'huile essentielle de menthe poivrée avec une huile porteuse comme l'huile de coco. Massez doucement vos tempes, votre front et la base de votre cou avec ce mélange pour soulager les maux de tête.

Infusion de féverole

Préparez une infusion en infusant des feuilles de féverole séchées dans de l'eau chaude. Buvez cette infusion régulièrement pour prévenir les migraines.

Inhalation de lavande

Ajoutez quelques gouttes d'huile essentielle de lavande à un bol d'eau chaude. Penchez-vous au-dessus du bol et respirez profondément pour favoriser la relaxation et soulager les maux de tête.

Compression froide

Appliquez un sac de glace enveloppé dans un linge propre sur votre front ou la nuque pendant 15 à 20 minutes. Cela peut aider à réduire l'inflammation et à soulager la douleur.

Pratiques de relaxation

Le stress et la tension sont souvent des déclencheurs de maux de tête. Essayez des techniques de relaxation telles que la méditation, la respiration profonde et le yoga pour réduire le stress et prévenir les maux de tête.

Lorsque vous souffrez de maux de tête ou de migraines fréquents, il est important de travailler avec un professionnel de la santé pour identifier la cause sous-jacente et élaborer un plan de gestion approprié. Les remèdes à base de plantes peuvent être une partie intégrante de ce plan pour soulager la douleur et prévenir les crises à l'avenir.

DOULEURS MUSCULAIRES ET ARTICULAIRES

Les douleurs musculaires et articulaires peuvent résulter de l'effort physique, du stress ou de problèmes de santé sous-jacents. Vous apprendrez comment les plantes médicinales peuvent aider à soulager ces douleurs et à promouvoir la récupération musculaire.

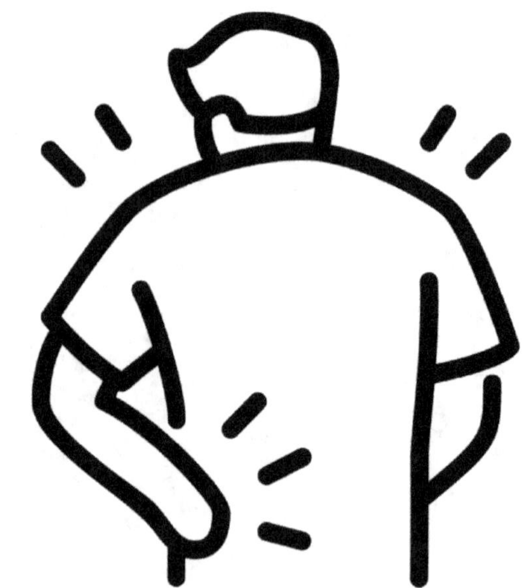

Douleurs Musculaires et Articulaires
Remèdes Naturels

Les douleurs musculaires et articulaires peuvent résulter de diverses causes, notamment l'effort physique excessif, le stress, les blessures ou des problèmes de santé sous-jacents. Les plantes médicinales offrent des solutions naturelles pour soulager ces douleurs, réduire l'inflammation et favoriser la récupération musculaire et articulaire.

Plantes médicinales pour les douleurs musculaires et articulaires

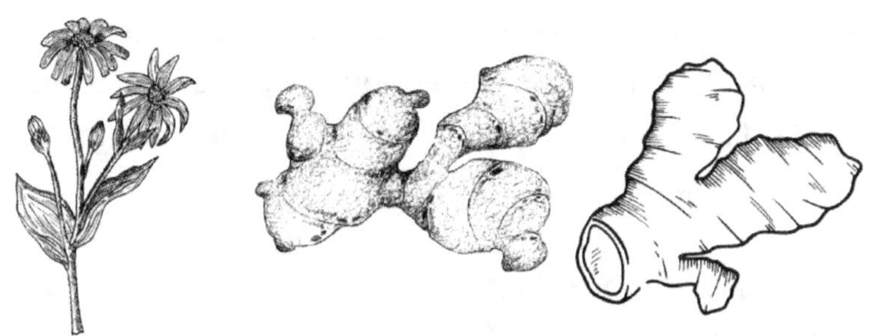

Arnica (Arnica montana)

L'arnica est réputée pour ses propriétés anti-inflammatoires et analgésiques. Les pommades à l'arnica sont couramment utilisées pour soulager les douleurs musculaires et articulaires.

Gingembre (Zingiber officinale)

Le gingembre possède des propriétés anti-inflammatoires qui peuvent réduire l'inconfort articulaire. Vous pouvez le prendre sous forme d'infusion, de capsules ou d'huile essentielle.

Curcuma (Curcuma longa)

Le curcuma est un anti-inflammatoire naturel puissant grâce à sa principale composante, la curcumine. Prenez-le sous forme de capsules ou ajoutez du curcuma en poudre à vos plats.

Recettes de remèdes maison

Pommade à l'arnica

Mélangez de l'huile d'arnica ou de l'huile d'amande avec de la cire d'abeille et des huiles essentielles apaisantes comme la lavande et l'eucalyptus. Appliquez cette pommade sur les zones douloureuses et massez doucement.

Infusion au gingembre

Préparez une infusion en infusant des tranches de gingembre frais dans de l'eau chaude. Buvez cette infusion pour réduire l'inflammation et soulager les douleurs.

Capsules de curcuma

Prenez des capsules de curcuma contenant de la curcumine pour réduire l'inflammation articulaire. Assurez-vous de suivre les instructions de dosage recommandées.

Cataplasme de moutarde

Mélangez de la poudre de moutarde avec de l'eau tiède pour créer une pâte. Appliquez cette pâte sur la zone douloureuse, recouvrez d'un tissu fin et laissez agir pendant 20 minutes. Assurez-vous de ne pas laisser la peau en contact direct avec la pâte, car elle peut provoquer des irritations.

Bain d'Epsom

Ajoutez du sel d'Epsom à un bain chaud et détendez-vous pendant environ 20 minutes. Le sel d'Epsom est riche en magnésium, ce qui peut aider à soulager les douleurs musculaires.

Lorsque vous utilisez des plantes médicinales pour soulager les douleurs musculaires et articulaires, assurez-vous de suivre les instructions de dosage et de consulter un professionnel de la santé si la douleur persiste ou s'aggrave. Les remèdes naturels peuvent être efficaces pour de nombreuses personnes, mais il est essentiel d'obtenir un diagnostic approprié si vous avez des problèmes de santé sous-jacents graves.

TROUBLES DIGESTIFS
nausées, indigestion, constipation

Les troubles digestifs tels que les nausées, l'indigestion et la constipation peuvent perturber votre confort quotidien. Découvrez comment les herbes peuvent favoriser une digestion saine et soulager ces inconforts.

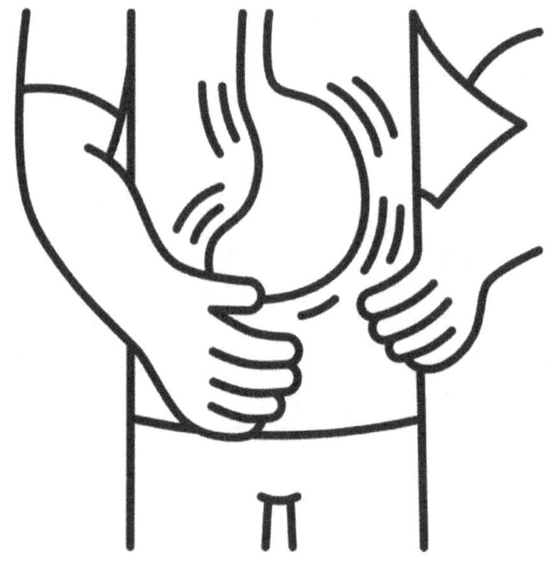

Troubles Digestifs
Nausées, Indigestion et Constipation

Les troubles digestifs sont des problèmes courants qui peuvent causer de l'inconfort et perturber votre quotidien. Heureusement, de nombreuses plantes médicinales peuvent aider à favoriser une digestion saine, soulager l'indigestion, les nausées et la constipation.

Plantes médicinales pour les troubles digestifs

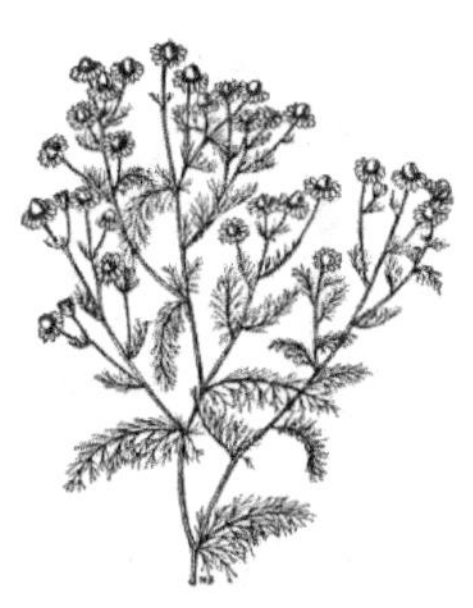 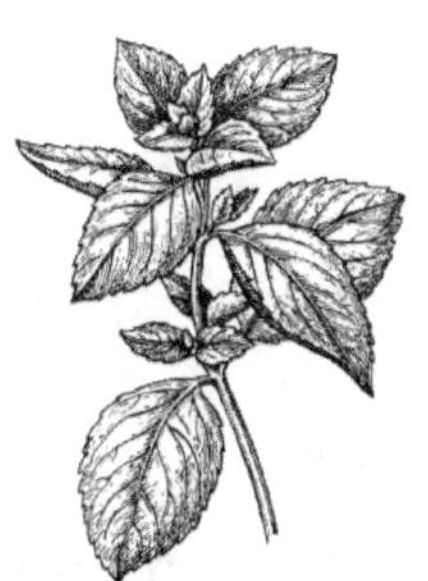 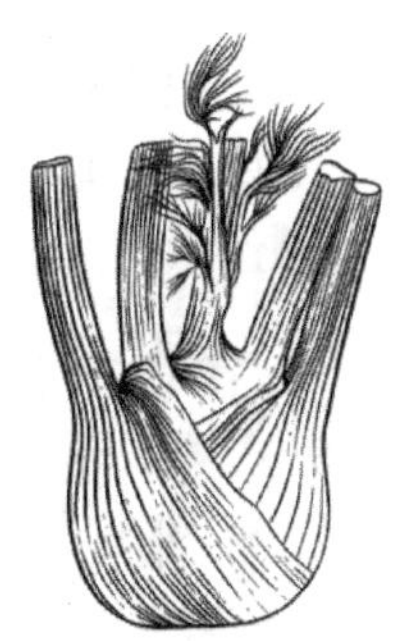

Camomille (Matricaria chamomilla)

La camomille est réputée pour ses propriétés apaisantes et anti-inflammatoires. Elle peut soulager les nausées, l'indigestion et les crampes abdominales. Préparez une infusion de camomille pour apaiser votre estomac.

Menthe poivrée (Mentha x piperita)

La menthe poivrée est connue pour ses propriétés carminatives, qui aident à soulager les gaz et l'indigestion. Elle peut également apaiser les nausées. Préparez une infusion de menthe poivrée ou mâchez des feuilles de menthe.

Fenouil (Foeniculum vulgare)

Le fenouil est efficace pour soulager les ballonnements, l'indigestion et les coliques. Vous pouvez le consommer sous forme d'infusion ou de graines de fenouil à mâcher après les repas.

Recettes de remèdes maison

Infusion de camomille

Préparez une infusion en infusant des fleurs de camomille séchées dans de l'eau chaude. Buvez cette infusion après les repas pour favoriser la digestion et apaiser l'estomac.

Infusion de menthe poivrée

Préparez une infusion en infusant des feuilles de menthe poivrée séchées dans de l'eau chaude. Buvez cette infusion pour soulager les nausées et les troubles digestifs.

Infusion de fenouil

Infusez des graines de fenouil dans de l'eau chaude pour préparer une infusion digestive. Buvez-la après les repas pour réduire les ballonnements et l'indigestion.

Jus de gingembre

Le gingembre est excellent pour soulager les nausées. Mélangez du jus de gingembre frais avec un peu d'eau et buvez-le pour apaiser les maux d'estomac.

Compote de pruneaux

Les pruneaux sont naturellement riches en fibres et peuvent aider à soulager la constipation. Préparez une compote de pruneaux en faisant cuire des pruneaux dans de l'eau, puis consommez-la régulièrement.

Les remèdes à base de plantes peuvent être une solution efficace pour soulager les troubles digestifs courants, mais il est important de maintenir une alimentation équilibrée, de rester hydraté et d'avoir un mode de vie sain pour prévenir ces problèmes. Si vos troubles digestifs persistent ou s'aggravent, consultez un professionnel de la santé pour exclure des problèmes de santé sous-jacents.

INSOMNIE ET TROUBLES DU SOMMEIL

Le sommeil de qualité est essentiel pour notre bien-être global. Si vous avez du mal à dormir ou à maintenir un sommeil réparateur, explorez les herbes qui peuvent vous aider à retrouver un sommeil paisible.

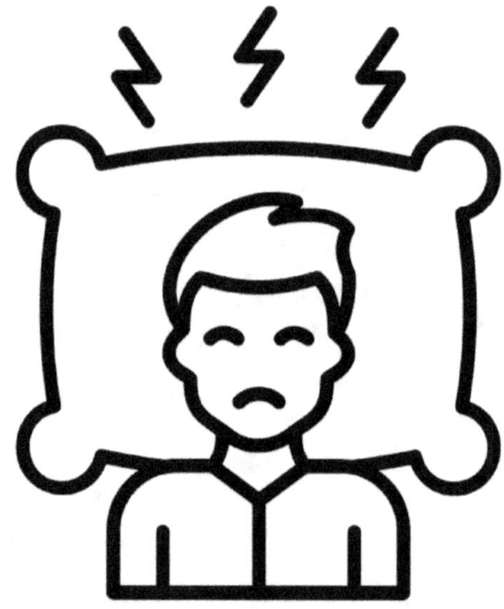

Insomnie et Troubles du Sommeil
Remèdes Naturels

Le sommeil de qualité est essentiel pour notre bien-être global, mais de nombreuses personnes souffrent d'insomnie ou de troubles du sommeil à un moment donné de leur vie. Les plantes médicinales offrent des solutions naturelles pour améliorer la qualité du sommeil et favoriser un repos réparateur.

Plantes médicinales pour l'insomnie et les troubles du sommeil

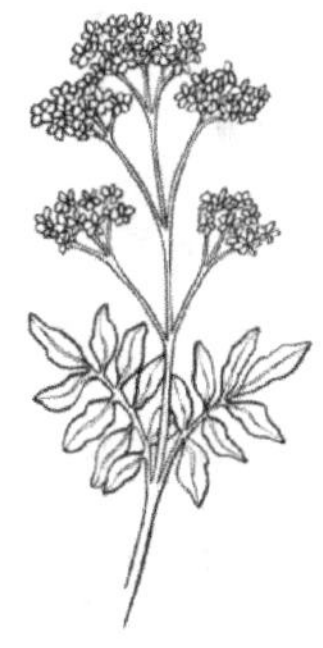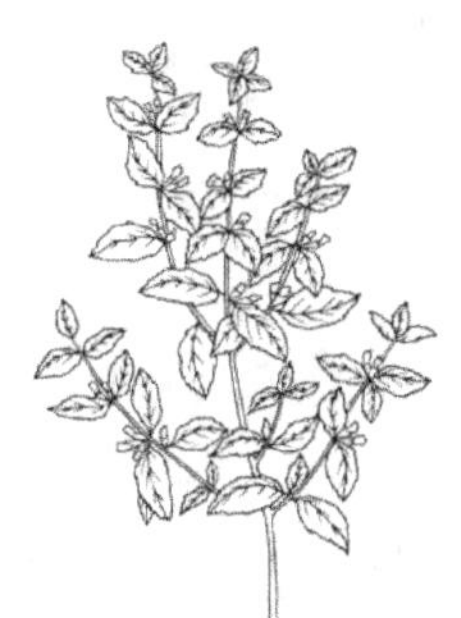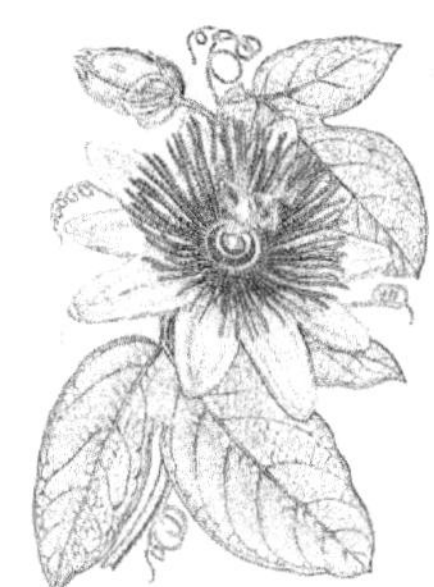

Valériane (Valeriana officinalis)

La valériane est bien connue pour son pouvoir relaxant et son efficacité dans la gestion de l'insomnie. Prenez de la valériane sous forme de capsules ou d'infusion pour favoriser le sommeil.

Mélisse (Melissa officinalis)

La mélisse est apaisante pour les nerfs et peut aider à réduire l'anxiété, favorisant ainsi le sommeil. Préparez une infusion de mélisse et buvez-la avant de vous coucher.

Passiflore (Passiflora incarnata)

La passiflore a des propriétés sédatives douces et peut aider à induire un sommeil plus profond. Elle est souvent prise sous forme de tisane.

Recettes de remèdes maison

Tisane à la valériane
Préparez une tisane en infusant des racines de valériane séchées dans de l'eau chaude. Buvez cette infusion environ 30 minutes avant d'aller au lit.

Infusion de mélisse et de passiflore
Mélangez des feuilles de mélisse et de passiflore séchées dans de l'eau chaude pour préparer une infusion relaxante. Buvez-la pour calmer les nerfs et favoriser le sommeil.

Bain à la lavande
Ajoutez quelques gouttes d'huile essentielle de lavande à un bain chaud. L'arôme apaisant de la lavande peut favoriser la détente et un sommeil réparateur.

Pratiques de relaxation
Pratiquez la méditation, la respiration profonde ou le yoga avant le coucher pour réduire le stress et l'anxiété, ce qui peut améliorer la qualité du sommeil.

Il est important de maintenir une routine de sommeil régulière et de créer un environnement propice au repos, notamment en limitant l'exposition aux écrans avant le coucher et en maintenant une température confortable dans la chambre. Les plantes médicinales peuvent être une aide précieuse pour améliorer le sommeil, mais si vos troubles du sommeil persistent, il est recommandé de consulter un professionnel de la santé pour exclure des problèmes sous-jacents.

STRESS ET ANXIETE

Le stress et l'anxiété sont des problèmes de santé mentale courants dans notre société moderne. Découvrez comment les plantes médicinales peuvent apporter un soulagement naturel à votre esprit et vous aider à gérer le stress quotidien.

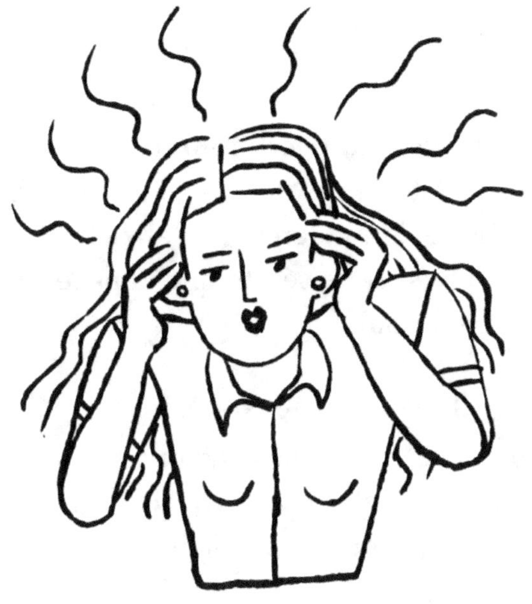

Stress et Anxiété
Remèdes Naturels

Le stress et l'anxiété sont des problèmes de santé mentale courants qui peuvent avoir un impact significatif sur notre bien-être. Les plantes médicinales offrent des solutions naturelles pour apaiser l'esprit, réduire le stress et l'anxiété, et favoriser la relaxation.

Plantes médicinales pour le stress et l'anxiété

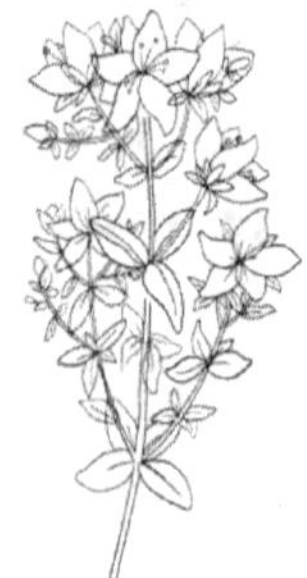 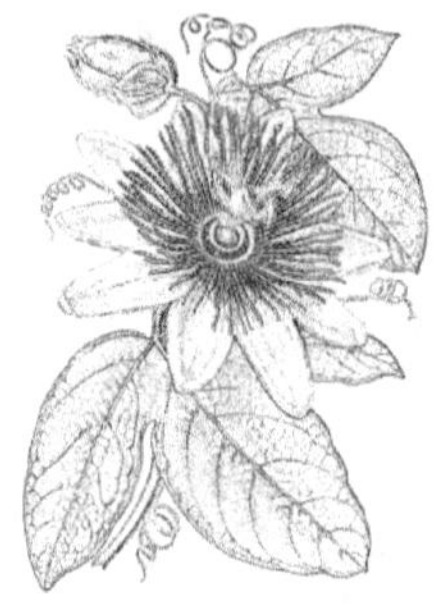 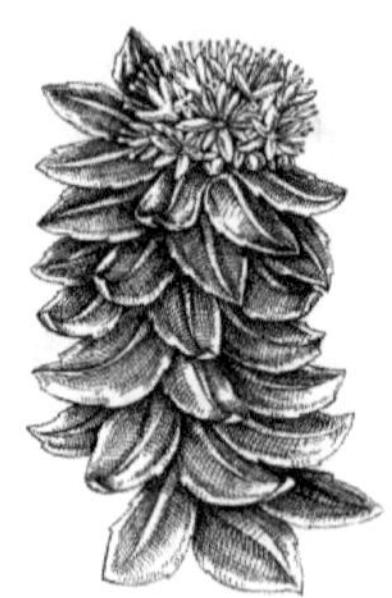

Millepertuis (Hypericum perforatum)

Le millepertuis est utilisé depuis longtemps pour traiter la dépression légère à modérée et l'anxiété. Il peut aider à augmenter les niveaux de sérotonine dans le cerveau. Prenez-le sous forme de capsules.

Passiflore (Passiflora incarnata)

La passiflore a des propriétés sédatives douces qui peuvent aider à réduire l'anxiété et à favoriser la relaxation. Elle est souvent consommée sous forme de tisane.

Rhodiola (Rhodiola rosea)

La rhodiola est adaptogène, ce qui signifie qu'elle peut aider le corps à s'adapter au stress. Elle peut aider à réduire la fatigue liée au stress et à augmenter la résistance mentale. Prenez-la sous forme de capsules.

Recettes de remèdes maison

Tisane à la passiflore et à la camomille

Mélangez des feuilles de passiflore séchées et des fleurs de camomille séchées pour préparer une infusion relaxante. Buvez cette tisane le soir pour apaiser l'anxiété.

Infusion de millepertuis

Infusez des fleurs de millepertuis séchées dans de l'eau chaude pour préparer une infusion qui peut aider à améliorer l'humeur et réduire la dépression légère.

Huile essentielle de lavande

L'huile essentielle de lavande a des propriétés calmantes. Utilisez quelques gouttes dans un diffuseur d'huiles essentielles pour créer une atmosphère apaisante chez vous.

Exercices de respiration

Pratiquez des techniques de respiration profonde, telles que la respiration abdominale, pour réduire le stress et l'anxiété. Ces exercices peuvent être pratiqués n'importe où et à tout moment.

Méditation et yoga

Intégrez la méditation et le yoga dans votre routine quotidienne pour apaiser l'esprit, réduire le stress et favoriser la relaxation.

Il est important de noter que si le stress et l'anxiété sont graves ou persistent, il est recommandé de consulter un professionnel de la santé mentale pour obtenir un soutien approprié. Les plantes médicinales peuvent être une aide précieuse pour gérer le stress au quotidien, mais elles ne doivent pas remplacer un traitement médical lorsque cela est nécessaire.

Soins de la Peau

La santé de notre peau est cruciale pour notre bien-être et notre confiance en nous. Dans ce chapitre, nous explorerons les remèdes à base de plantes pour prendre soin de votre peau et résoudre divers problèmes cutanés courants.

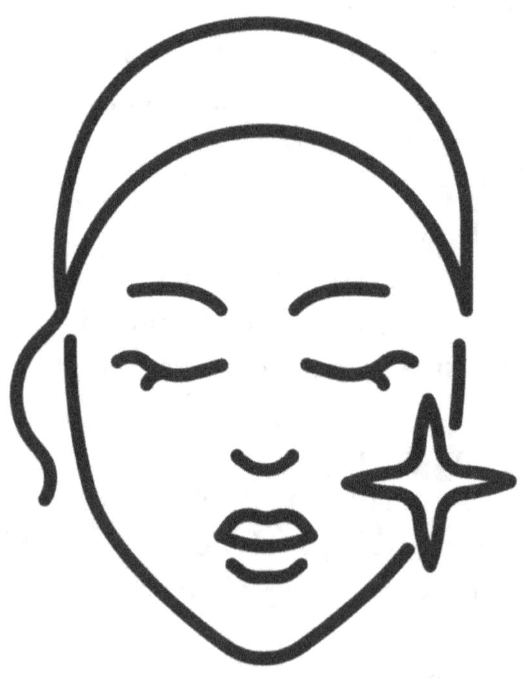

Acné et Problèmes de Peau

L'acné et d'autres problèmes de peau peuvent être source d'inconfort et d'auto-conscience. Découvrez des herbes et des remèdes naturels qui peuvent aider à lutter contre l'acné, les éruptions cutanées et les imperfections.

Plantes médicinales pour les problèmes de peau

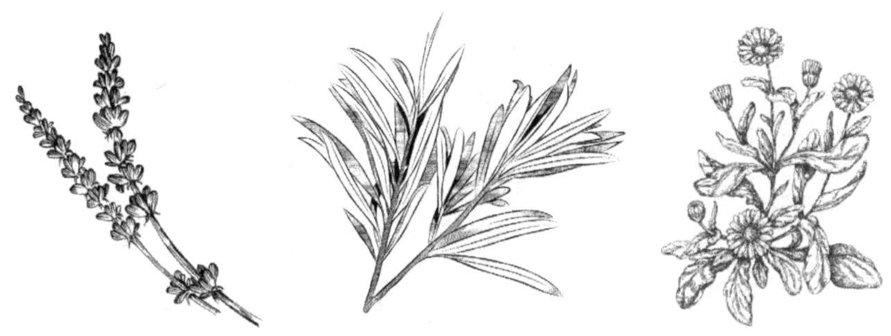

Lavande (Lavandula angustifolia) : L'huile essentielle de lavande a des propriétés antibactériennes et anti-inflammatoires qui peuvent aider à traiter l'acné. Diluez-la avec une huile porteuse et appliquez-la localement.

Arbre à thé (Melaleuca alternifolia) : L'huile d'arbre à thé est connue pour ses propriétés antibactériennes. Elle peut être utilisée pour traiter les boutons d'acné. Diluez-la avant application.

Calendula (Calendula officinalis) : Le calendula a des propriétés apaisantes et cicatrisantes. Les pommades au calendula peuvent aider à réduire l'inflammation de l'acné et à favoriser la guérison.

Remède à l'huile essentielle de Lavande pour l'Acné

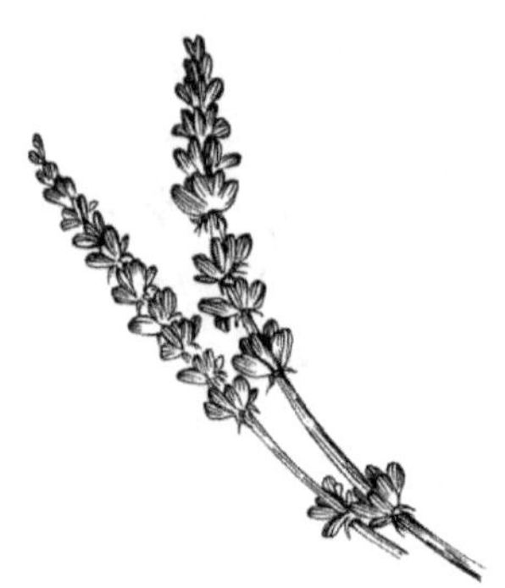

Ingrédients

- 2 gouttes d'huile essentielle de lavande
- 1 cuillère à soupe d'huile d'amande douce (huile porteuse)

Instructions

1. Mélangez 2 gouttes d'huile essentielle de lavande avec 1 cuillère à soupe d'huile d'amande douce.

2. Trempez un coton-tige dans le mélange.

3. Appliquez délicatement sur les boutons d'acné ou les zones à problèmes.

4. Laissez agir pendant la nuit.

5. Répétez tous les soirs jusqu'à amélioration.

Remède à l'huile d'Arbre à Thé pour l'Acné

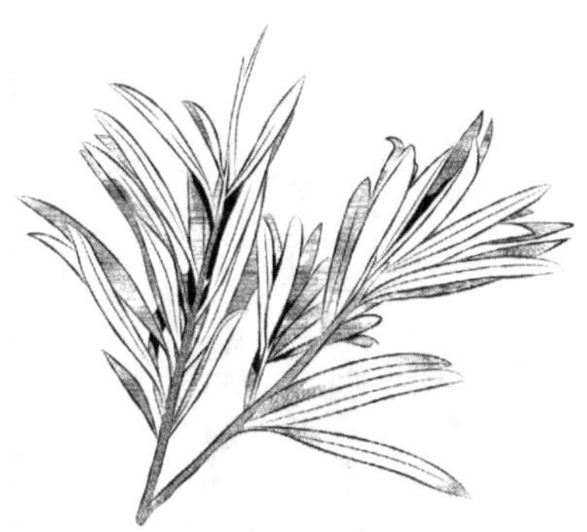

Ingrédients
o   2 gouttes d'huile d'arbre à thé
o   1 cuillère à café d'huile d'argan (huile porteuse)

Instructions
1. Mélangez 2 gouttes d'huile d'arbre à thé avec 1 cuillère à café d'huile d'argan.

2. Appliquez le mélange sur les boutons d'acné ou les zones affectées.

3. Laissez agir pendant 20-30 minutes.

4. Rincez à l'eau tiède et séchez doucement.

5. Utilisez ce remède une fois par jour jusqu'à amélioration.

Pommade au Calendula pour l'Inflammation Cutanée

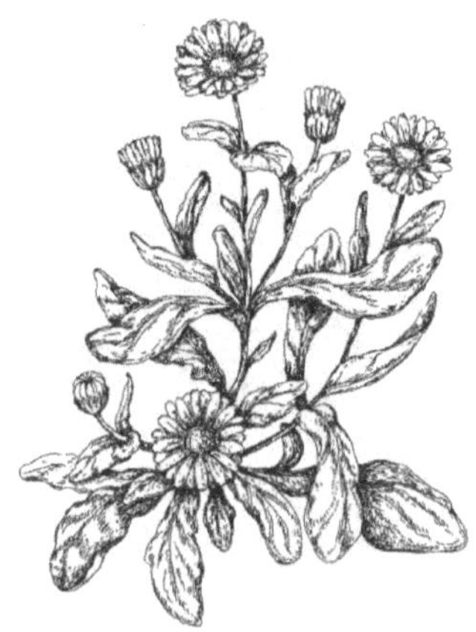

Ingrédients

o   1 cuillère à soupe d'huile de calendula

o   1 cuillère à soupe de cire d'abeille

o   Quelques gouttes d'huile essentielle de lavande (facultatif)

Instructions :

1. Dans une petite casserole, faites fondre la cire d'abeille à feu doux.

2. Ajoutez l'huile de calendula et mélangez bien.

3. Si désiré, ajoutez quelques gouttes d'huile essentielle de lavande pour une fragrance agréable.

4. Versez le mélange dans un contenant propre.

5. Laissez refroidir et durcir.

6. Appliquez cette pommade sur les zones affectées pour soulager l'inflammation et favoriser la guérison.

Ces remèdes naturels à base de plantes peuvent aider à traiter l'acné et les problèmes de peau.

Assurez-vous de faire un test cutané préalable pour vous assurer que vous n'avez pas de réaction allergique à l'une des huiles essentielles ou des ingrédients utilisés.

Si vos problèmes de peau persistent ou s'aggravent, consultez un dermatologue ou un professionnel de la santé.

Eczéma et Psoriasis

L'eczéma et le psoriasis sont des affections cutanées chroniques qui peuvent provoquer des démangeaisons intenses et une inflammation. Découvrez des herbes qui peuvent apaiser ces problèmes de peau.

Plantes médicinales pour l'eczéma et le psoriasis

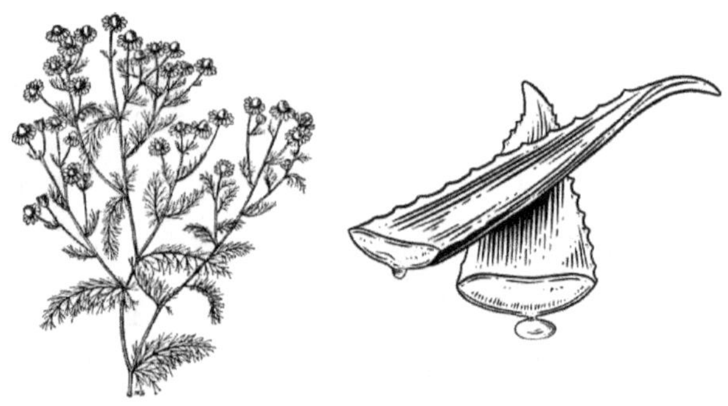

Camomille (Matricaria chamomilla)
La camomille a des propriétés anti-inflammatoires et apaisantes qui peuvent soulager les démangeaisons de l'eczéma. Utilisez des lotions à la camomille ou ajoutez des sachets de camomille à l'eau du bain.

Aloe Vera (Aloe barbadensis miller)
Le gel d'aloe vera est apaisant pour la peau et peut aider à hydrater et à apaiser les zones touchées par l'eczéma ou le psoriasis.

Lotion à la Camomille pour l'Éczéma

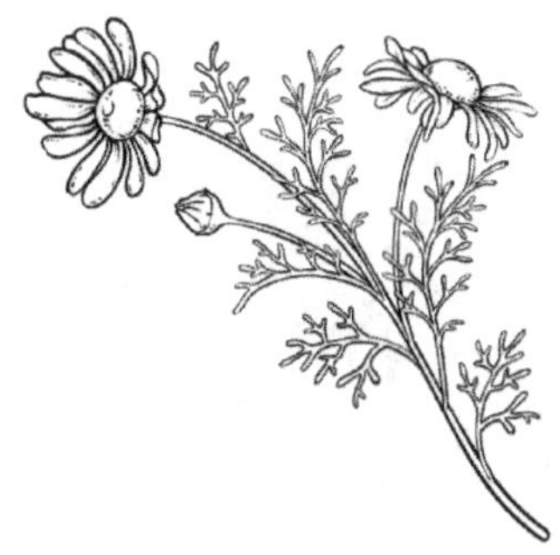

Ingrédients :

- o 2 cuillères à soupe de fleurs de camomille séchées
- o 1 tasse d'eau bouillante
- o 2 cuillères à soupe d'huile d'amande douce (huile porteuse)

Instructions :

1. Versez 1 tasse d'eau bouillante sur les fleurs de camomille séchées.

2. Laissez infuser pendant 15-20 minutes, puis filtrez pour obtenir une infusion de camomille.

3. Laissez refroidir l'infusion.

4. Mélangez 2 cuillères à soupe d'huile d'amande douce avec 2 cuillères à soupe de l'infusion de camomille refroidie.

5. Appliquez cette lotion sur les zones touchées par l'eczéma.

6. Répétez plusieurs fois par jour pour apaiser les démangeaisons et l'inflammation.

Gel à l'Aloe Vera pour le Psoriasis

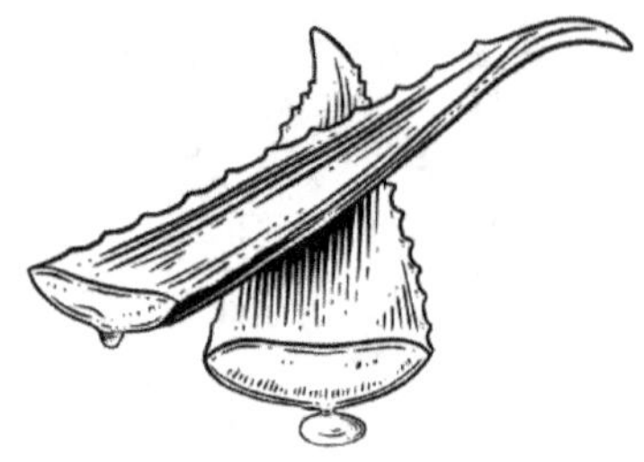

Ingrédients

- o   Gel d'aloe vera pur
- o   Huile essentielle de lavande (facultatif)

Instructions

1. Appliquez du gel d'aloe vera pur sur les zones affectées par le psoriasis.

2. Massez doucement pour faire pénétrer le gel.

3. Si vous le souhaitez, ajoutez quelques gouttes d'huile essentielle de lavande pour une sensation apaisante.

4. Utilisez régulièrement pour hydrater et apaiser la peau.

Bain à la Camomille pour le Soulagement de l'Éczéma

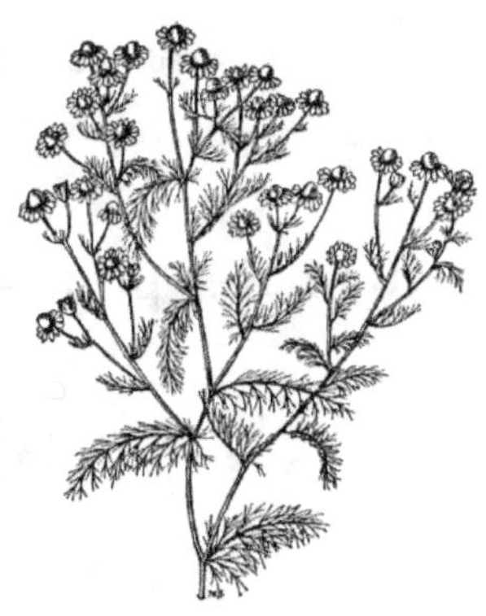

Ingrédients
o 1 à 2 sachets de camomille ou 2 cuillères à soupe de fleurs de camomille séchées
o Eau tiède pour le bain

Instructions :
1. Remplissez votre baignoire d'eau tiède.
2. Ajoutez les sachets de camomille ou les fleurs de camomille séchées dans l'eau du bain.
3. Immergez-vous dans le bain pendant 20 à 30 minutes.
4. Répétez ce bain apaisant à la camomille régulièrement pour soulager les démangeaisons et l'inflammation de l'eczéma.

Ces remèdes à base de plantes peuvent contribuer à soulager les symptômes de l'eczéma et du psoriasis. Cependant, si vos problèmes de peau persistent ou s'aggravent, il est recommandé de consulter un dermatologue ou un professionnel de la santé pour un traitement approprié.

Cicatrisation des Plaies

Une bonne cicatrisation est essentielle pour minimiser les cicatrices et prévenir les infections. Découvrez comment les plantes médicinales peuvent accélérer le processus de guérison.

Plantes médicinales pour les plaies

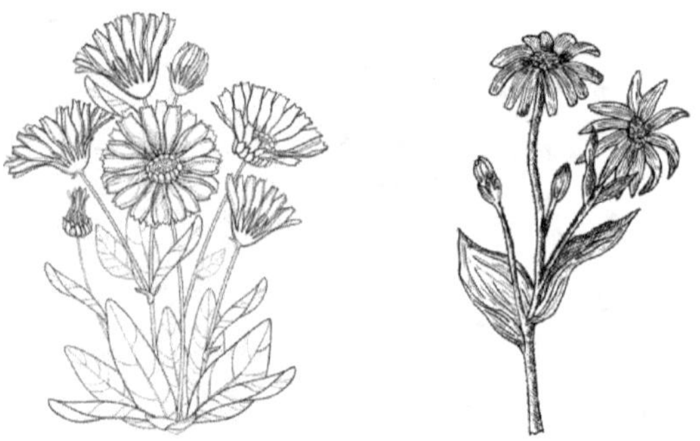

Calendula (Calendula officinalis) : Le calendula peut être utilisé pour désinfecter les plaies et favoriser la cicatrisation. Utilisez une pommade au calendula sur les coupures et les éraflures.

Arnica (Arnica montana) : L'arnica est connue pour ses propriétés anti-inflammatoires et analgésiques. Elle peut aider à réduire l'inflammation autour des blessures.

Pommade au Calendula pour la Cicatrisation des Plaies

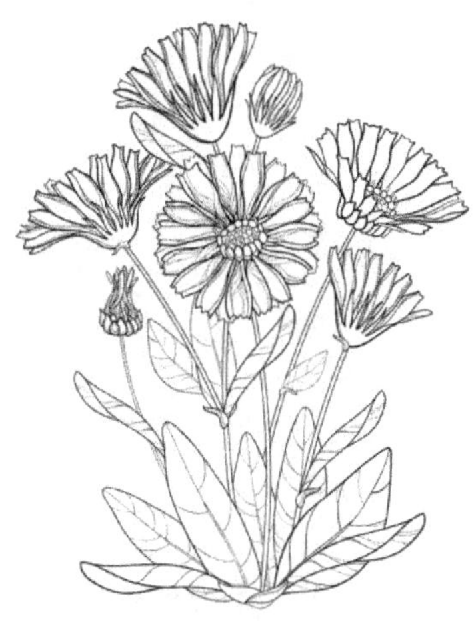

Ingrédients

- o   2 cuillères à soupe d'huile de calendula
- o   1 cuillère à soupe de cire d'abeille
- o   Quelques gouttes d'huile essentielle de lavande (facultatif)

Instructions :

1. Dans une petite casserole, faites fondre la cire d'abeille à feu doux.

2. Ajoutez l'huile de calendula et mélangez bien.

3. Si désiré, ajoutez quelques gouttes d'huile essentielle de lavande pour une fragrance agréable.

4. Versez le mélange dans un contenant propre.

5. Laissez refroidir et durcir.

6. Appliquez cette pommade sur les coupures et les éraflures pour favoriser la cicatrisation. Utilisez-la régulièrement jusqu'à ce que la plaie soit guérie.

Cataplasme à l'Arnica pour Réduire l'Inflammation

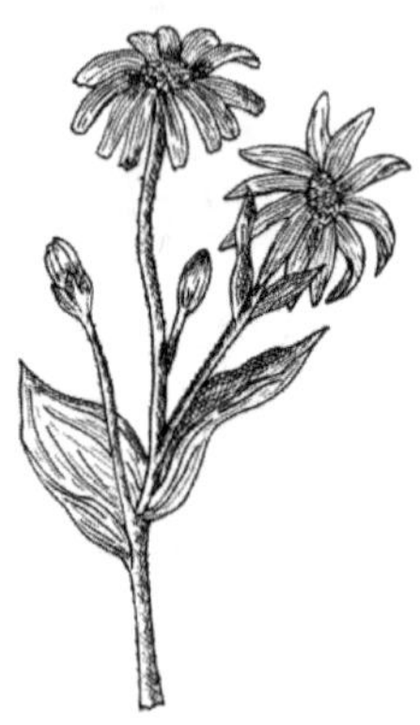

Ingrédients

- o 1 cuillère à soupe de poudre d'arnica (disponible en magasin de produits naturels)
- o Eau pour faire une pâte

Instructions

1. Mélangez la poudre d'arnica avec suffisamment d'eau pour obtenir une pâte épaisse.
2. Appliquez cette pâte sur la zone autour de la blessure.
3. Laissez agir pendant 20 à 30 minutes.
4. Rincez à l'eau tiède.
5. Utilisez ce cataplasme d'arnica pour réduire l'inflammation et apaiser la zone de la blessure.

Ces remèdes à base de plantes peuvent aider à accélérer la cicatrisation des plaies et à minimiser les cicatrices. Cependant, assurez-vous de nettoyer soigneusement la plaie avec de l'eau et du savon avant d'appliquer tout remède, et consultez un professionnel de la santé si la plaie est profonde, infectée ou nécessite une attention médicale particulière.

Coups de Soleil et Irritations Cutanées

Les coups de soleil et les irritations cutanées sont des problèmes courants, surtout en été. Découvrez des remèdes à base de plantes pour apaiser la peau enflammée.

Plantes médicinales pour les coups de soleil et irritations cutanées

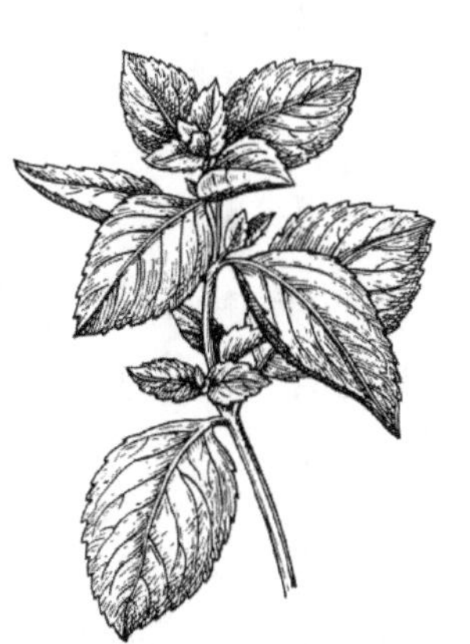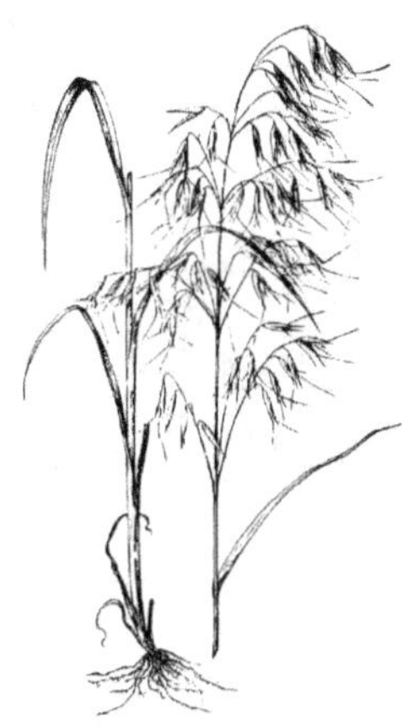

Menthe poivrée (Mentha x piperita) : L'huile essentielle de menthe poivrée a un effet rafraîchissant et apaisant sur les coups de soleil. Mélangez quelques gouttes avec une huile porteuse et appliquez sur la peau.

Avoine colloïdale (Avena sativa) : L'avoine colloïdale peut être utilisée dans un bain pour soulager les irritations cutanées, y compris les coups de soleil. Elle a des propriétés apaisantes.

Lotion à la Menthe Poivrée pour les Coups de Soleil

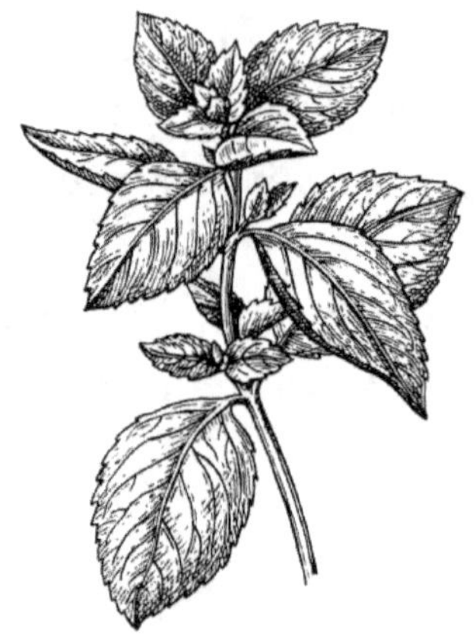

Ingrédients

- 2-3 gouttes d'huile essentielle de menthe poivrée
- 1 cuillère à soupe d'huile de noix de coco (ou autre huile porteuse)

Instructions :

1. Mélangez 2-3 gouttes d'huile essentielle de menthe poivrée avec 1 cuillère à soupe d'huile de noix de coco (ou autre huile porteuse).

2. Appliquez doucement cette lotion sur les zones affectées par les coups de soleil.

3. Répétez toutes les quelques heures pour apaiser la sensation de brûlure et rafraîchir la peau.

Bain à l'Avoine Colloïdale pour les Irritations Cutanées

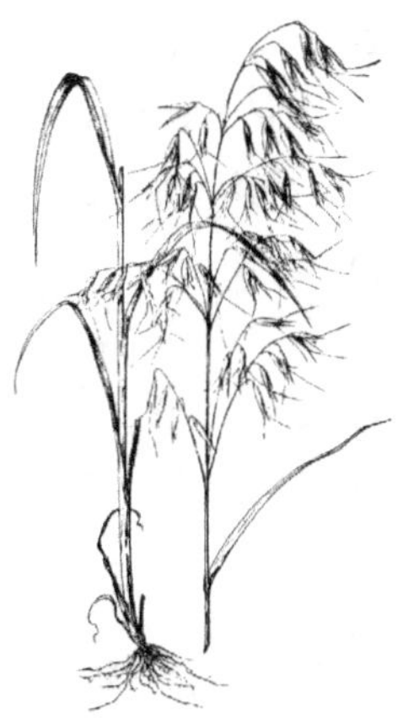

Ingrédients
- 1 tasse d'avoine colloïdale (disponible en magasin de produits naturels)
- Eau tiède pour le bain

Instructions

1. Ajoutez 1 tasse d'avoine colloïdale à l'eau tiède de votre baignoire.

2. Mélangez l'avoine colloïdale dans l'eau jusqu'à ce qu'elle soit bien dissoute.

3. Immergez-vous dans le bain pendant 15-20 minutes.

4. Sortez doucement sans frotter la peau, puis séchez-vous en tapotant.

5. Ce bain à l'avoine colloïdale apaisera les irritations cutanées, y compris les coups de soleil.

Ces remèdes à base de plantes sont excellents pour soulager les coups de soleil et les irritations cutanées. Assurez-vous de bien diluer l'huile essentielle de menthe poivrée dans une huile porteuse avant application, et évitez d'utiliser des huiles essentielles sur une peau très sensible ou endommagée. Si les symptômes persistent ou s'aggravent, consultez un professionnel de la santé.

Système Immunitaire et Prévention

Le système immunitaire joue un rôle essentiel dans notre capacité à rester en bonne santé. Dans ce chapitre, nous explorerons comment les plantes médicinales peuvent renforcer votre système immunitaire, vous protéger contre les infections saisonnières et soulager les allergies saisonnières.

Renforcement du Système Immunitaire

Un système immunitaire fort est la première ligne de défense de votre corps contre les maladies. Découvrez quelles plantes médicinales peuvent aider à renforcer votre système immunitaire, vous permettant de rester en forme et en santé tout au long de l'année.

Plantes médicinales pour le système immunitaire

Échinacée (Echinacea purpurea) : L'échinacée est connue pour ses propriétés immunostimulantes. Apprenez comment l'utiliser pour renforcer votre système immunitaire.

Astragale (Astragalus membranaceus) : L'astragale est une plante traditionnelle de la médecine chinoise connue pour ses effets immunomodulateurs. Explorez comment l'intégrer dans votre routine de soins.

Infusion d'Échinacée pour Renforcer le Système Immunitaire

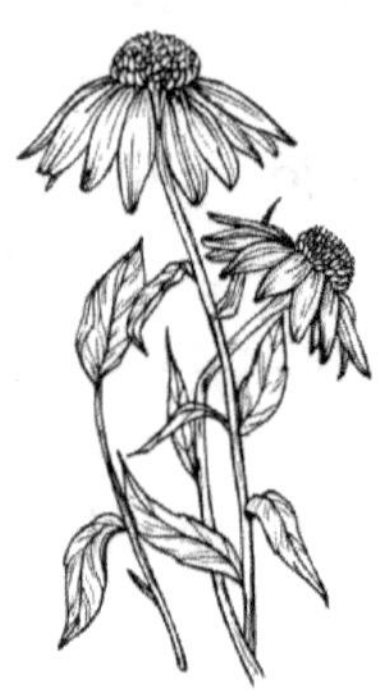

Ingrédients

- 1 à 2 cuillères à café de racine d'échinacée séchée
- 1 tasse d'eau bouillante
- Miel (facultatif)

Instructions

1. Dans une tasse, placez la racine d'échinacée séchée.

2. Versez 1 tasse d'eau bouillante sur la racine.

3. Couvrez la tasse et laissez infuser pendant 10 à 15 minutes.

4. Filtrez le mélange pour éliminer les résidus de racine.

5. Si vous le souhaitez, ajoutez du miel pour sucrer le goût.

6. Buvez cette infusion d'échinacée une à deux fois par jour pour renforcer votre système immunitaire, en particulier pendant les périodes où vous êtes exposé à des risques d'infections.

Décoction d'Astragale pour le Système Immunitaire

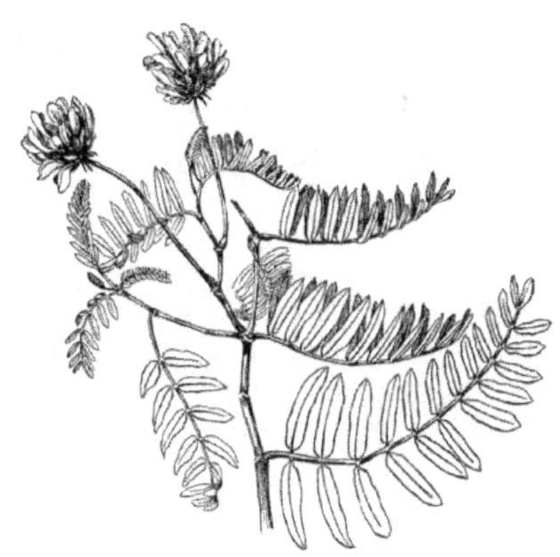

Ingrédients

- o 1 à 2 cuillères à soupe de racine d'astragale séchée
- o 2 tasses d'eau
- o Miel (facultatif)

Instructions

1. Dans une casserole, placez la racine d'astragale séchée.

2. Ajoutez 2 tasses d'eau.

3. Portez à ébullition, puis réduisez le feu et laissez mijoter pendant 30 minutes.

4. Filtrez la décoction pour éliminer les résidus de racine.

5. Si vous le souhaitez, ajoutez du miel pour adoucir le goût.

6. Buvez cette décoction d'astragale une fois par jour pour soutenir votre système immunitaire et renforcer votre résistance aux maladies.

Ces remèdes à base de plantes sont conçus pour renforcer le système immunitaire. Cependant, veillez à consulter un professionnel de la santé avant de les utiliser, en particulier si vous avez des problèmes de santé sous-jacents ou si vous prenez d'autres médicaments, pour éviter les interactions potentielles.

Prévention des Infections Saisonnières

Les infections saisonnières, telles que le rhume et la grippe, peuvent être courantes. Découvrez comment les plantes médicinales peuvent contribuer à prévenir ces infections et à réduire leur gravité si elles surviennent.

Plantes médicinales pour les infections saisonnières

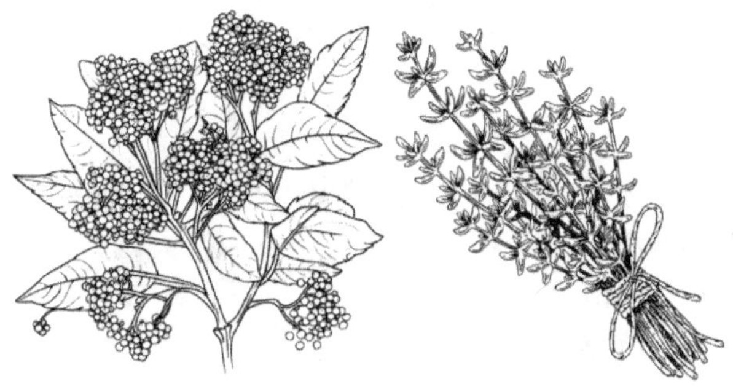

Sureau (Sambucus nigra) : Le sureau est réputé pour ses propriétés antivirales. Découvrez comment il peut vous protéger contre les infections saisonnières.

Thym (Thymus vulgaris) : Le thym est une herbe aromatique aux propriétés antimicrobiennes. Apprenez comment il peut être utilisé pour prévenir les infections respiratoires.

Sirop de Sureau pour la Prévention des Infections Saisonnières

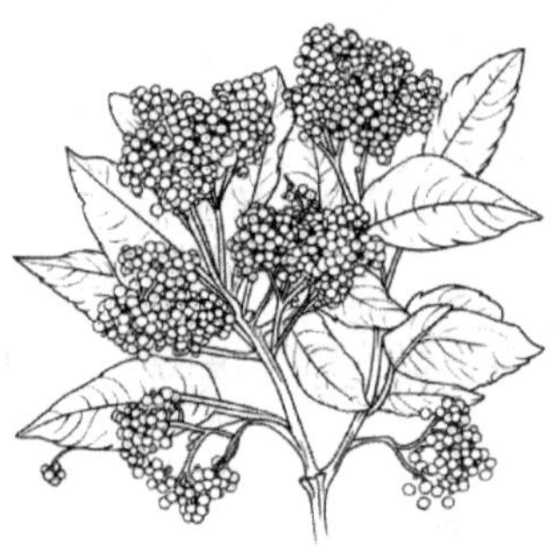

Ingrédients

- o   1 tasse de fleurs de sureau séchées (ou 2 tasses de fleurs de sureau fraîches)
- o   4 tasses d'eau
- o   2 tasses de sucre
- o   1 citron (zeste et jus)

Instructions

1. Dans une casserole, portez l'eau à ébullition, puis retirez-la du feu.

2. Ajoutez les fleurs de sureau séchées dans l'eau chaude et laissez infuser pendant 30 minutes.

3. Filtrez le mélange pour éliminer les fleurs de sureau.

4. Ajoutez le sucre au liquide filtré et remuez jusqu'à ce qu'il soit complètement dissous.

5. Ajoutez le zeste et le jus d'un citron.

6. Versez le sirop dans une bouteille en verre propre.

7. Prenez une cuillère à café de sirop de sureau tous les jours pour renforcer votre système immunitaire et prévenir les infections saisonnières.

Infusion de Thym pour la Prévention des Infections Respiratoires

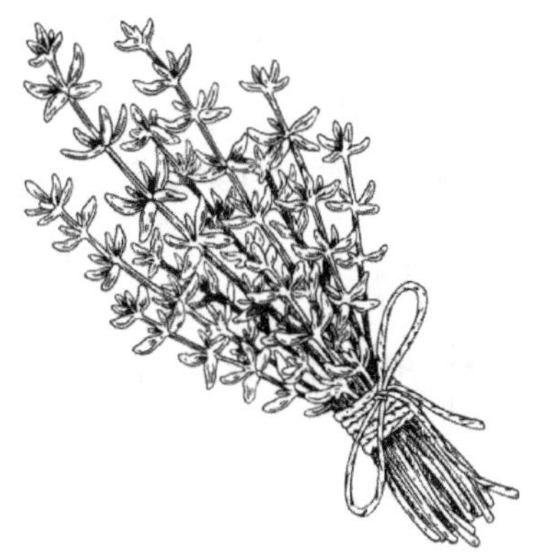

Ingrédients

- o   1 à 2 cuillères à café de thym séché
- o   1 tasse d'eau bouillante
- o   Miel (facultatif)

Instructions

1. Dans une tasse, placez le thym séché.
2. Versez 1 tasse d'eau bouillante sur le thym.
3. Couvrez la tasse et laissez infuser pendant 10 à 15 minutes.
4. Filtrez le mélange pour éliminer les feuilles de thym.
5. Si vous le souhaitez, ajoutez du miel pour adoucir le goût.
6. Buvez cette infusion de thym une à deux fois par jour pour prévenir les infections respiratoires saisonnières et apaiser la gorge.

Ces remèdes à base de plantes peuvent être bénéfiques pour la prévention des infections saisonnières. Cependant, consultez un professionnel de la santé avant de les utiliser, surtout si vous avez des problèmes de santé ou si vous prenez d'autres médicaments, pour éviter les interactions potentielles.

Allergies Saisonnières

Les allergies saisonnières, telles que le rhume des foins, peuvent être gênantes. Explorez comment les plantes médicinales peuvent aider à soulager les symptômes allergiques et à améliorer votre qualité de vie pendant la saison des allergies.

Plantes médicinales pour les allergies saisonnières

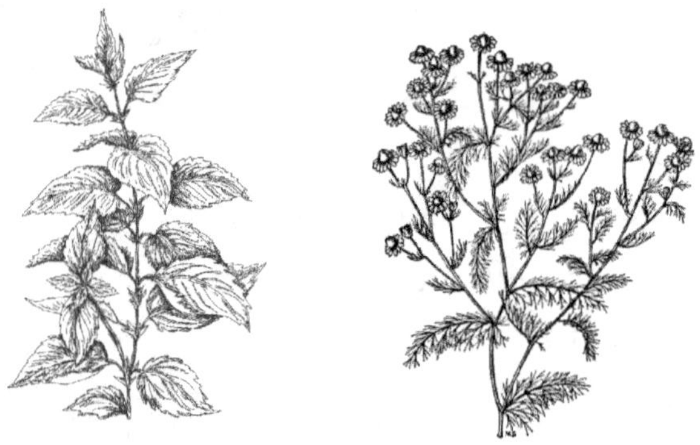

Ortie (Urtica dioica) : L'ortie est connue pour ses propriétés antihistaminiques naturelles. Découvrez comment elle peut vous soulager des allergies saisonnières.

Camomille (Matricaria chamomilla) : La camomille a des propriétés anti-inflammatoires et peut apaiser les symptômes allergiques. Apprenez comment l'utiliser en infusion ou en teinture.

Infusion d'Ortie pour Soulager les Allergies Saisonnières

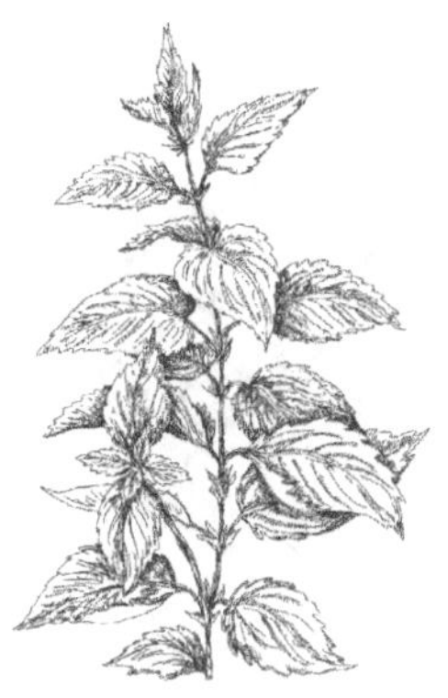

Ingrédients

- o 1 à 2 cuillères à café de feuilles d'ortie séchées
- o 1 tasse d'eau bouillante
- o Miel (facultatif)

Instructions

1. Dans une tasse, placez les feuilles d'ortie séchées.

2. Versez 1 tasse d'eau bouillante sur les feuilles.

3. Couvrez la tasse et laissez infuser pendant 10 à 15 minutes.

4. Filtrez le mélange pour éliminer les feuilles d'ortie.

5. Si vous le souhaitez, ajoutez du miel pour adoucir le goût.

6. Buvez cette infusion d'ortie une à deux fois par jour pour soulager les symptômes allergiques saisonniers.

Teinture de Camomille pour Apaiser les Allergies Saisonnières

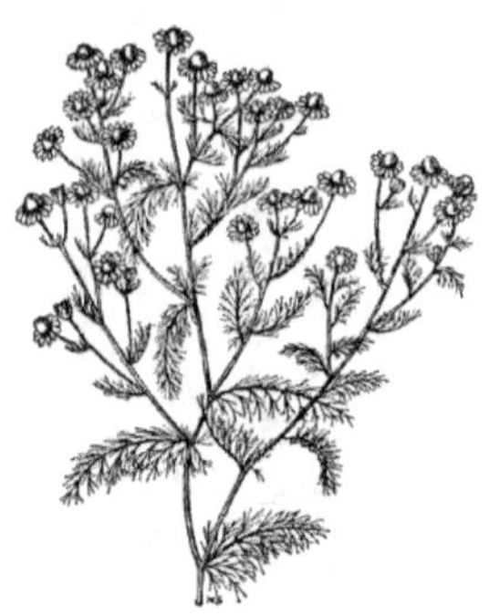

Ingrédients

o   1 cuillère à soupe de fleurs de camomille séchées

o   1/2 tasse de vodka ou d'alcool à 40%

o   Flacon en verre teinté

Instructions

1. Placez les fleurs de camomille séchées dans un flacon en verre teinté.

2. Versez la vodka ou l'alcool sur les fleurs pour les recouvrir complètement.

3. Scellez hermétiquement le flacon et placez-le dans un endroit sombre et frais pendant 2 à 4 semaines pour permettre à la teinture de se former.

4. Agitez le flacon tous les quelques jours.

5. Après la période de macération, filtrez la teinture pour éliminer les résidus de fleurs.

6. Conservez la teinture dans un endroit frais et sombre.

7. Prenez 20 à 30 gouttes de teinture de camomille diluée dans un peu d'eau, deux à trois fois par jour, pour apaiser les symptômes allergiques saisonniers.

Santé des Femmes

La santé des femmes est une préoccupation majeure à toutes les étapes de la vie. Dans ce chapitre, nous explorerons comment les plantes médicinales peuvent aider à aborder certaines des questions spécifiques aux femmes, notamment les menstruations douloureuses, le syndrome prémenstruel (SPM), la ménopause et les bouffées de chaleur, ainsi que le soutien à la fertilité.

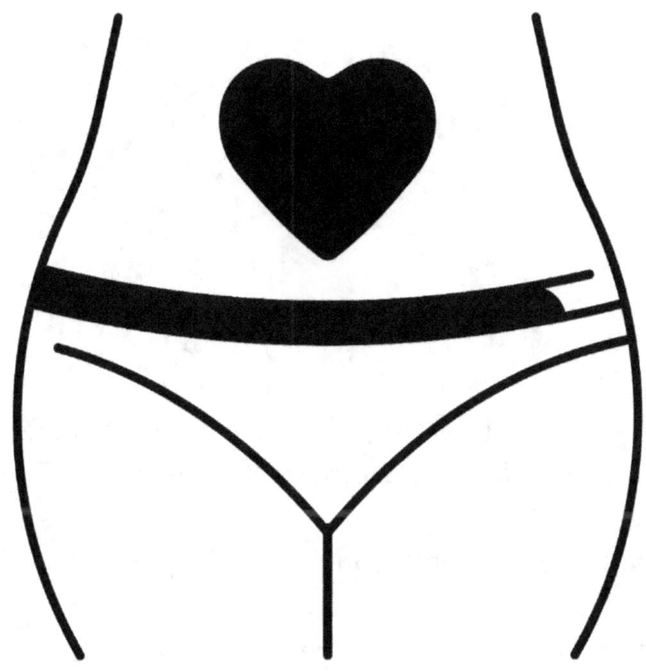

Menstruations Douloureuses

Pour de nombreuses femmes, les menstruations peuvent être accompagnées de douleurs et d'inconfort. Découvrez comment les plantes médicinales peuvent aider à soulager les crampes menstruelles et à améliorer le bien-être pendant cette période.

Plantes médicinales pour les menstruations douloureuses

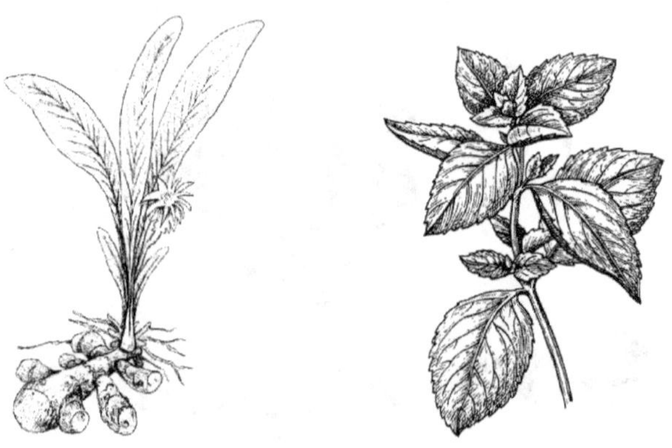

Gingembre (Zingiber officinale) : Le gingembre a des propriétés anti-inflammatoires et antispasmodiques qui peuvent aider à soulager les crampes menstruelles. Apprenez comment l'utiliser en infusion ou en teinture.

Menthe poivrée (Mentha x piperita) : La menthe poivrée a des propriétés relaxantes qui peuvent soulager les douleurs menstruelles. Découvrez comment en faire une tisane apaisante.

Infusion de Gingembre pour Soulager les Crampes Menstruelles

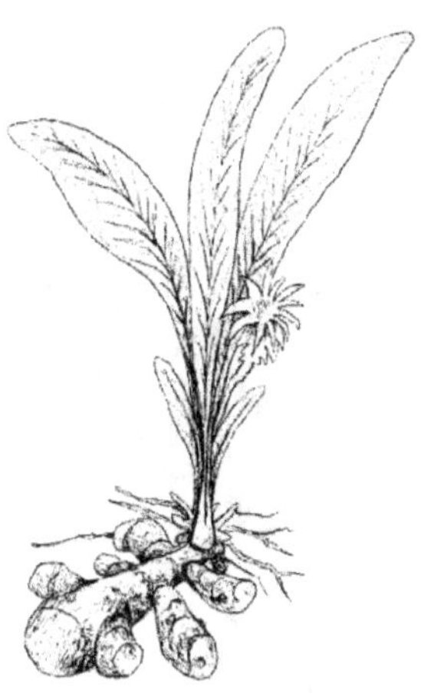

Ingrédients

- o 1 à 2 cuillères à café de racine de gingembre frais ou séché
- o 1 tasse d'eau bouillante
- o Miel (facultatif)

Instructions

1. Épluchez et coupez en fines tranches la racine de gingembre frais ou utilisez de la racine de gingembre séché.

2. Dans une tasse, placez le gingembre.

3. Versez 1 tasse d'eau bouillante sur le gingembre.

4. Couvrez la tasse et laissez infuser pendant 10 à 15 minutes.

5. Filtrez le mélange pour éliminer les morceaux de gingembre.

6. Si vous le souhaitez, ajoutez du miel pour sucrer le goût.

7. Buvez cette infusion de gingembre une à deux fois par jour pendant vos menstruations pour soulager les crampes et les douleurs.

Tisane à la Menthe Poivrée pour Apaiser les Douleurs Menstruelles

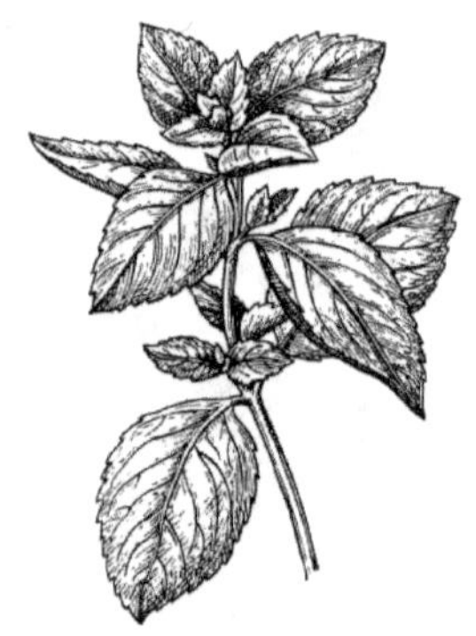

Ingrédients

o   1 à 2 cuillères à café de feuilles de menthe poivrée séchées

o   1 tasse d'eau bouillante

o   Miel (facultatif)

Instructions

1. Dans une tasse, placez les feuilles de menthe poivrée séchées.

2. Versez 1 tasse d'eau bouillante sur les feuilles.

3. Couvrez la tasse et laissez infuser pendant 5 à 10 minutes.

4. Filtrez le mélange pour éliminer les feuilles de menthe.

5. Si vous le souhaitez, ajoutez du miel pour adoucir le goût.

6. Buvez cette tisane à la menthe poivrée deux à trois fois par jour pendant vos menstruations pour soulager les douleurs et favoriser la détente.

Syndrome Prémenstruel (SPM)

Le syndrome prémenstruel (SPM) peut être associé à divers symptômes inconfortables. Explorez comment les plantes médicinales peuvent contribuer à atténuer les symptômes du SPM, tels que les sautes d'humeur et les douleurs mammaires.

Plantes médicinales pour le syndrome prémenstruel

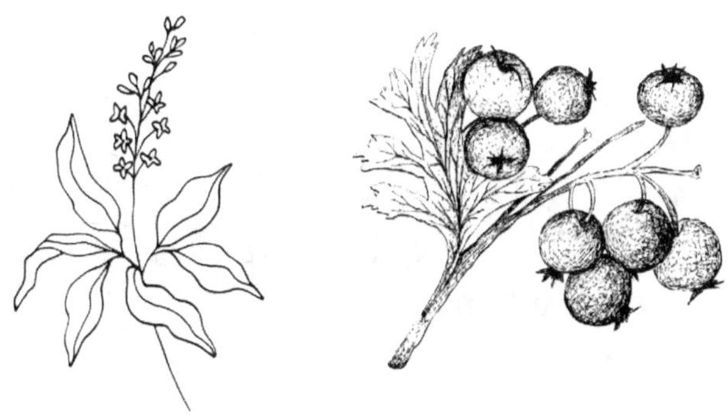

Agnus castus (Vitex agnus-castus) : L'agnus castus est connu pour ses effets régulateurs sur les hormones féminines. Apprenez comment il peut aider à équilibrer les fluctuations hormonales liées au SPM.

Aubépine (Crataegus spp.) : L'aubépine a des propriétés relaxantes qui peuvent apaiser l'anxiété et les sautes d'humeur associées au SPM. Découvrez comment l'utiliser en infusion ou en teinture.

Infusion d'Agnus Castus pour Atténuer les Symptômes du SPM

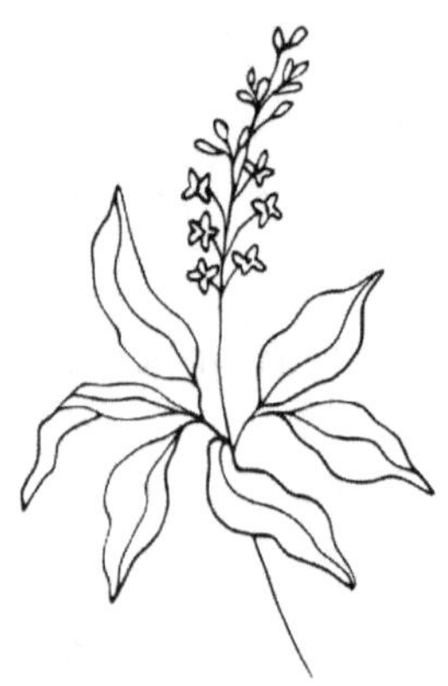

Ingrédients

- o 1 à 2 cuillères à café de baies d'agnus castus séchées
- o 1 tasse d'eau bouillante
- o Miel (facultatif)

Instructions :

1. Dans une tasse, placez les baies d'agnus castus séchées.

2. Versez 1 tasse d'eau bouillante sur les baies.

3. Couvrez la tasse et laissez infuser pendant 10 à 15 minutes.

4. Filtrez le mélange pour éliminer les baies d'agnus castus.

5. Si vous le souhaitez, ajoutez du miel pour adoucir le goût.

6. Buvez cette infusion d'agnus castus une fois par jour pendant la période prémenstruelle pour aider à équilibrer les fluctuations hormonales et à soulager les symptômes du SPM.

Infusion d'Aubépine pour Apaiser l'Anxiété et les Sautes d'Humeur du SPM

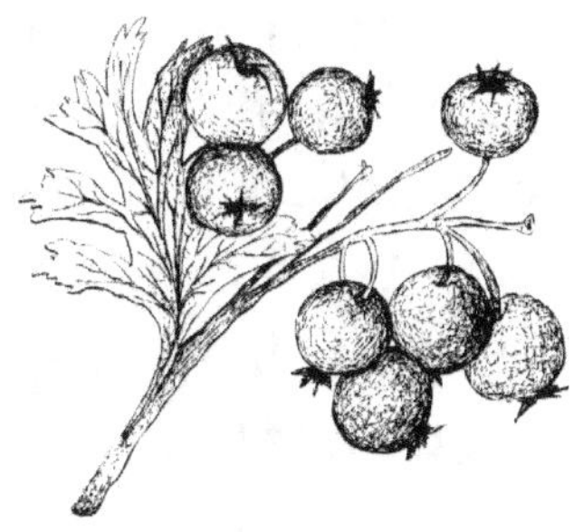

Ingrédients

- o 1 à 2 cuillères à café de fleurs d'aubépine séchées
- o 1 tasse d'eau bouillante
- o Miel (facultatif)

Instructions

1. Dans une tasse, placez les fleurs d'aubépine séchées.

2. Versez 1 tasse d'eau bouillante sur les fleurs.

3. Couvrez la tasse et laissez infuser pendant 10 à 15 minutes.

4. Filtrez le mélange pour éliminer les fleurs d'aubépine.

5. Si vous le souhaitez, ajoutez du miel pour adoucir le goût.

6. Buvez cette infusion d'aubépine une à deux fois par jour pendant la période prémenstruelle pour apaiser l'anxiété, les sautes d'humeur et les tensions liées au SPM.

Ces remèdes à base de plantes sont conçus pour aider à atténuer les symptômes du SPM. Comme toujours, consultez un professionnel de la santé avant de les utiliser, en particulier si vous avez des problèmes de santé sous-jacents ou si vous prenez d'autres médicaments.

Ménopause et Bouffées de Chaleur

La ménopause est une transition majeure dans la vie d'une femme, souvent accompagnée de bouffées de chaleur et d'autres symptômes. Explorez comment les plantes médicinales peuvent aider à atténuer ces symptômes et à favoriser le bien-être pendant la ménopause.

Plantes médicinales pour la ménopause et bouffées de chaleur

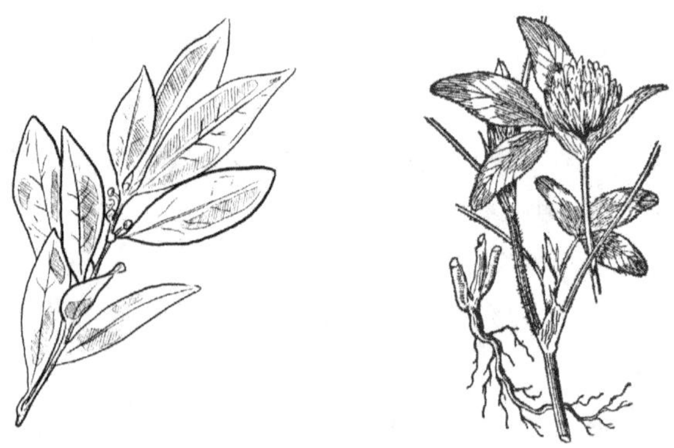

Sauge (Salvia officinalis) : La sauge a des propriétés qui peuvent aider à réduire les bouffées de chaleur. Apprenez comment l'utiliser en infusion ou en teinture.

Trèfle rouge (Trifolium pratense) : Le trèfle rouge est riche en composés phytoestrogéniques qui peuvent aider à équilibrer les hormones pendant la ménopause. Découvrez comment en faire une infusion.

Infusion de Sauge pour Réduire les Bouffées de Chaleur de la Ménopause

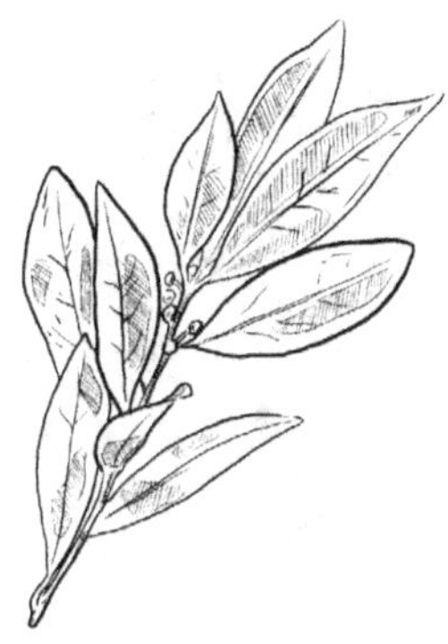

Ingrédients

o   1 à 2 cuillères à café de feuilles de sauge séchées

o   1 tasse d'eau bouillante

o   Miel (facultatif)

Instructions

1. Dans une tasse, placez les feuilles de sauge séchées.

2. Versez 1 tasse d'eau bouillante sur les feuilles.

3. Couvrez la tasse et laissez infuser pendant 10 à 15 minutes.

4. Filtrez le mélange pour éliminer les feuilles de sauge.

5. Si vous le souhaitez, ajoutez du miel pour adoucir le goût.

6. Buvez cette infusion de sauge une à deux fois par jour pour aider à réduire les bouffées de chaleur associées à la ménopause.

Infusion de Trèfle Rouge pour Équilibrer les Hormones Pendant la Ménopause

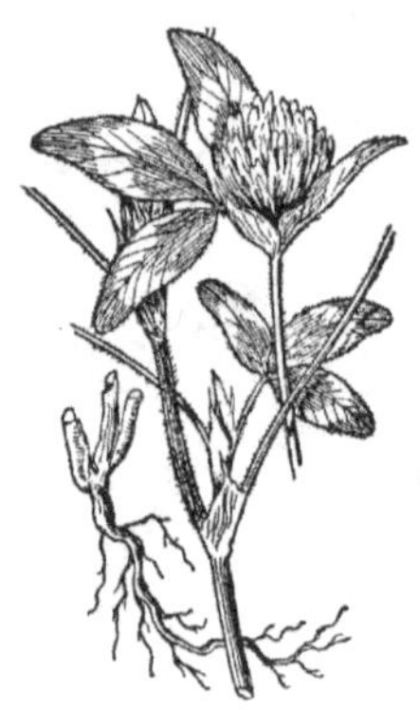

Ingrédients

- o   1 à 2 cuillères à café de fleurs de trèfle rouge séchées
- o   1 tasse d'eau bouillante
- o   Miel (facultatif)

Instructions

1. Dans une tasse, placez les fleurs de trèfle rouge séchées.

2. Versez 1 tasse d'eau bouillante sur les fleurs.

3. Couvrez la tasse et laissez infuser pendant 10 à 15 minutes.

4. Filtrez le mélange pour éliminer les fleurs de trèfle rouge.

5. Si vous le souhaitez, ajoutez du miel pour adoucir le goût.

6. Buvez cette infusion de trèfle rouge une à deux fois par jour pour aider à équilibrer les hormones et à soulager les symptômes de la ménopause.

Soutien à la Fertilité

Pour les femmes cherchant à concevoir, le soutien à la fertilité peut être essentiel. Découvrez comment les plantes médicinales peuvent contribuer à soutenir la santé reproductive et la fertilité.

Plantes médicinales pour soutenir la fertilité

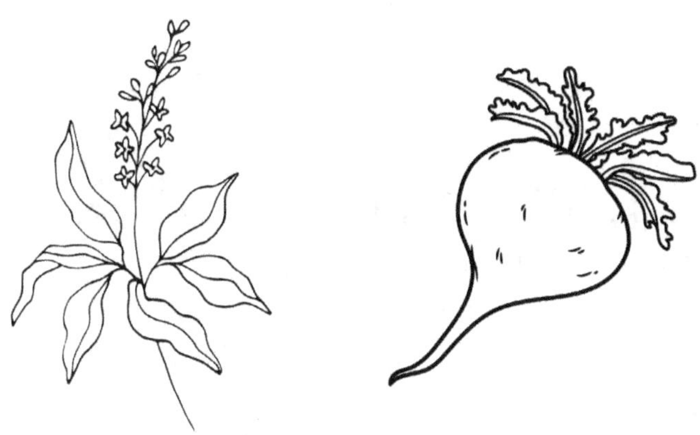

Agnus castus (Vitex agnus-castus) : En plus de son rôle dans le soulagement du SPM, l'agnus castus peut également aider à réguler le cycle menstruel et à soutenir la fertilité.

Racine de maca (Lepidium meyenii) : La racine de maca est réputée pour ses effets bénéfiques sur la fertilité et l'équilibre hormonal. Apprenez comment l'intégrer dans votre routine de soins.

Infusion d'Agnus Castus pour Soutenir la Fertilité

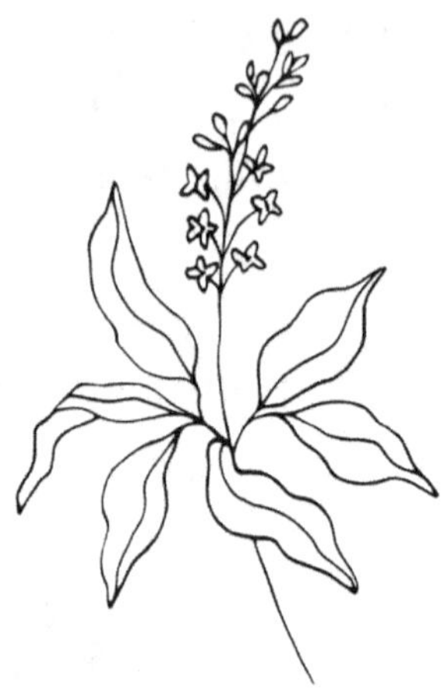

Ingrédients
- 1 à 2 cuillères à café de baies d'agnus castus séchées
- 1 tasse d'eau bouillante
- Miel (facultatif)

Instructions :

1. Dans une tasse, placez les baies d'agnus castus séchées.

2. Versez 1 tasse d'eau bouillante sur les baies.

3. Couvrez la tasse et laissez infuser pendant 10 à 15 minutes.

4. Filtrez le mélange pour éliminer les baies d'agnus castus.

5. Si vous le souhaitez, ajoutez du miel pour adoucir le goût.

6. Buvez cette infusion d'agnus castus une fois par jour pour soutenir la régulation du cycle menstruel et favoriser la fertilité.

Poudre de Racine de Maca pour l'Équilibre Hormonal et la Fertilité

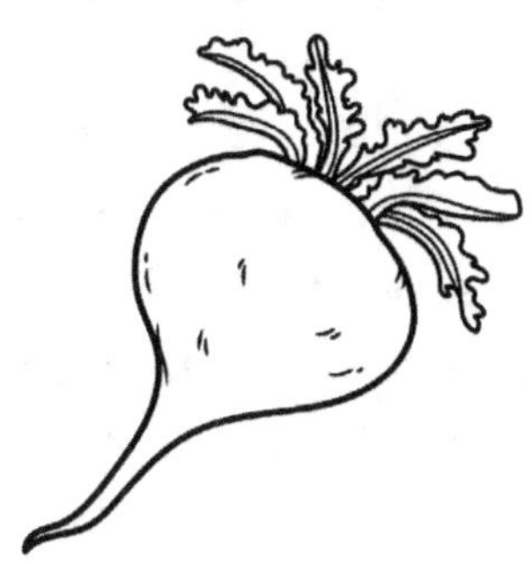

Ingrédients

- o 1 à 2 cuillères à café de poudre de racine de maca
- o 1 tasse de lait d'amande ou de lait de coco (chauffé)
- o Miel (facultatif)

Instructions :

1. Mélangez la poudre de racine de maca dans une tasse de lait d'amande ou de lait de coco chaud.

2. Remuez bien pour dissoudre la poudre de maca.

3. Si vous le souhaitez, ajoutez du miel pour adoucir le goût.

4. Buvez cette boisson une fois par jour pour soutenir l'équilibre hormonal et la fertilité.

Santé masculine

Problèmes de Prostate

La santé de la prostate est cruciale pour le bien-être des hommes. Découvrez comment les plantes médicinales peuvent aider à maintenir une prostate en bonne santé et à prévenir les problèmes courants tels que l'hyperplasie bénigne de la prostate (HBP) et les infections.

Plantes pour la Santé de la Prostate

Saw Palmetto (Serenoa repens) : Le saw palmetto est souvent utilisé pour soutenir la santé de la prostate et réduire les symptômes de l'hyperplasie bénigne de la prostate (HBP).

Graine de Courge (Cucurbita pepo) : Les graines de courge sont riches en zinc, ce qui peut être bénéfique pour la prostate. Elles sont souvent utilisées sous forme de complément alimentaire.

Pygeum (Prunus africana) : Le pygeum est une plante africaine qui peut aider à réduire les symptômes de l'HBP et à maintenir la santé de la prostate.

Ortie (Urtica dioica) : L'ortie est riche en nutriments et peut être utilisée pour soutenir la santé de la prostate.

Infusion de Saw Palmetto

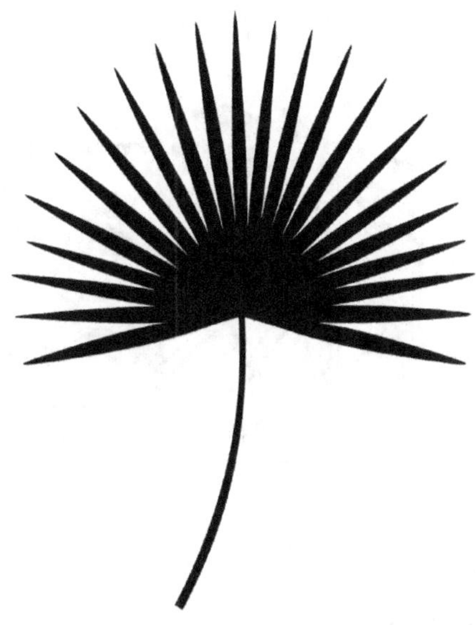

Ingrédients

- 1 à 2 cuillères à café de saw palmetto séché
- 1 tasse d'eau bouillante

Instructions :

1. Dans une tasse, placez le saw palmetto séché.

2. Versez 1 tasse d'eau bouillante sur le saw palmetto.

3. Couvrez la tasse et laissez infuser pendant 10 à 15 minutes.

4. Filtrez le mélange pour éliminer les morceaux de saw palmetto.

5. Buvez cette infusion de saw palmetto une fois par jour pour soutenir la santé de la prostate.

Infusion de Graine de Courge

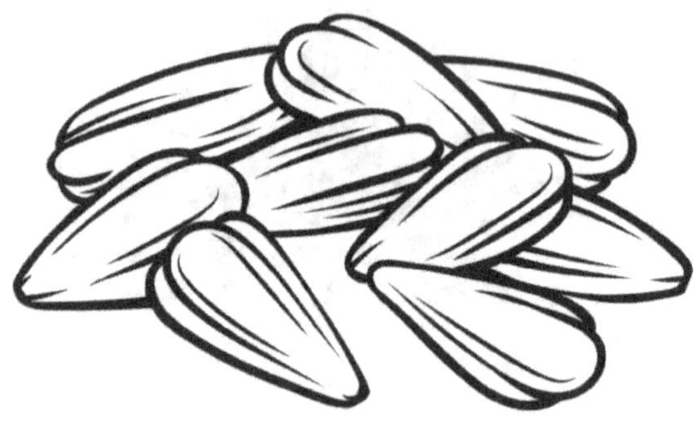

Ingrédients
- o 1 à 2 cuillères à café de graines de courge séchées
- o 1 tasse d'eau bouillante

Instructions :
1. Dans une tasse, placez les graines de courge séchées.
2. Versez 1 tasse d'eau bouillante sur les graines.
3. Couvrez la tasse et laissez infuser pendant 10 à 15 minutes.
4. Filtrez le mélange pour éliminer les graines de courge.
5. Buvez cette infusion de graines de courge une fois par jour pour soutenir la santé de la prostate.

Ces remèdes à base de plantes peuvent aider à maintenir la santé de la prostate, mais il est important de consulter un professionnel de la santé en cas de problèmes de prostate graves ou persistants.

Énergie et Vitalité Masculine

La vitalité et l'énergie sont des éléments clés de la santé masculine. Explorez comment les plantes médicinales peuvent aider à stimuler l'énergie, à soutenir la libido et à maintenir un équilibre hormonal optimal pour une vie masculine épanouissante.

Plantes pour l'Énergie et la Vitalité Masculine

Ginseng (Panax ginseng) : Le ginseng est connu pour ses propriétés stimulantes et énergisantes. Il peut aider à augmenter l'énergie et à améliorer la performance physique.

Maca (Lepidium meyenii) : La maca est réputée pour ses effets sur l'énergie, la libido et l'équilibre hormonal. Elle peut être utilisée pour soutenir la vitalité masculine.

Tribulus (Tribulus terrestris) : Le tribulus est souvent utilisé pour soutenir la libido et l'énergie masculine.

Damiana (Turnera diffusa) : La damiana est une plante aphrodisiaque qui peut aider à stimuler la libido et à améliorer la fonction sexuelle masculine.

Infusion de Ginseng pour l'Énergie

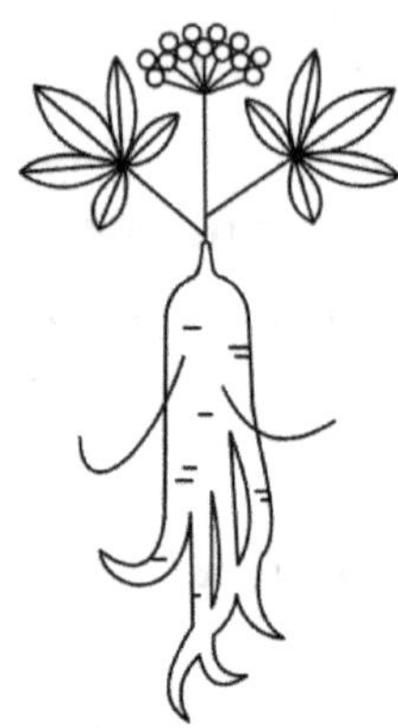

Ingrédients

o   1 à 2 cuillères à café de ginseng séché
o   1 tasse d'eau bouillante

Instructions

1. Dans une tasse, placez le ginseng séché.

2. Versez 1 tasse d'eau bouillante sur le ginseng.

3. Couvrez la tasse et laissez infuser pendant 10 à 15 minutes.

4. Filtrez le mélange pour éliminer les morceaux de ginseng.

5. Buvez cette infusion de ginseng une fois par jour pour stimuler l'énergie masculine.

Smoothie à la Maca pour la Libido

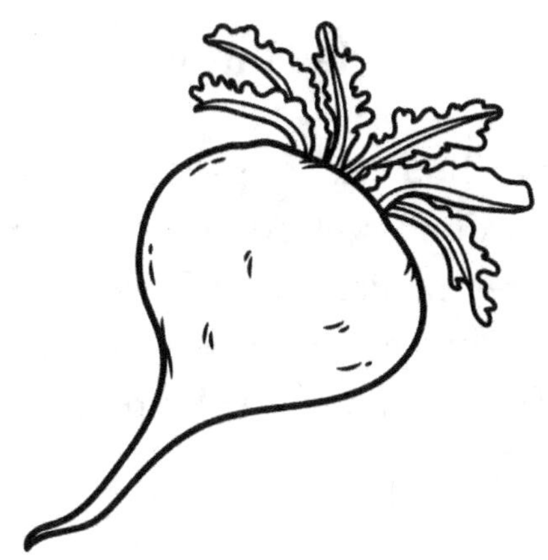

Ingrédients :
- 1 cuillère à café de poudre de maca
- 1 banane
- 1/2 tasse de lait d'amande
- 1 cuillère à soupe de miel (facultatif)

Instructions :
1. Dans un mixeur, combinez la poudre de maca, la banane, le lait d'amande et le miel (si désiré).
2. Mixez jusqu'à obtenir un smoothie crémeux.
3. Buvez ce smoothie à la maca une fois par jour pour soutenir la libido masculine.

Enfants et Plantes Médicinales

Remèdes pour les Enfants en Bas Âge

Les tout-petits et les nourrissons peuvent bénéficier de remèdes à base de plantes douces et adaptées à leur âge. Découvrez comment les plantes médicinales peuvent être utilisées en toute sécurité pour traiter les problèmes courants tels que les coliques, les éruptions cutanées et les problèmes digestifs chez les tout-petits.

Plantes pour les Tout-Petits

Camomille (Matricaria chamomilla) : La camomille est apaisante pour le système digestif et peut aider à calmer les coliques et les troubles gastro-intestinaux chez les nourrissons.

Calendula (Calendula officinalis) : Le calendula a des propriétés apaisantes et anti-inflammatoires et peut être utilisé pour traiter les éruptions cutanées, les irritations et les érythèmes fessiers chez les tout-petits.

Fenouil (Foeniculum vulgare) : Le fenouil est utile pour soulager les coliques et les problèmes digestifs chez les nourrissons. Il peut être administré sous forme d'infusion douce.

Mélisse (Melissa officinalis) : La mélisse a des propriétés calmantes et peut être utilisée pour aider les tout-petits à se détendre et à favoriser le sommeil.

Infusion de Camomille pour les Coliques

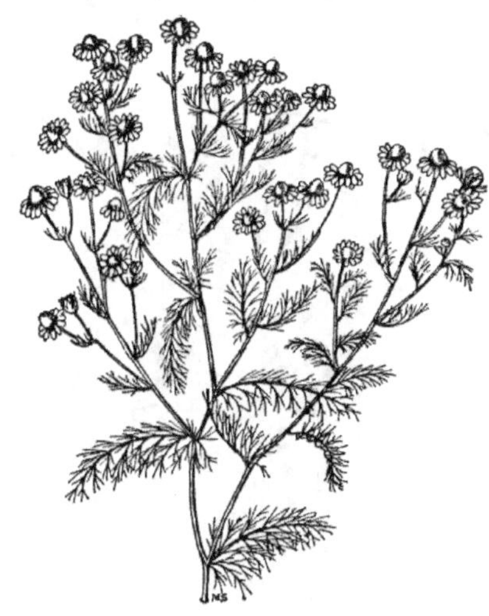

Ingrédients

- o   1 cuillère à café de camomille séchée
- o   1 tasse d'eau bouillante

Instructions

1. Dans une tasse, placez la camomille séchée.

2. Versez 1 tasse d'eau bouillante sur la camomille.

3. Couvrez la tasse et laissez infuser pendant 5 à 10 minutes.

4. Filtrez le mélange pour éliminer les morceaux de camomille.

5. Donnez une cuillère à café de cette infusion tiède à votre tout-petit pour soulager les coliques.

Pommade au Calendula pour les Éruptions Cutanées

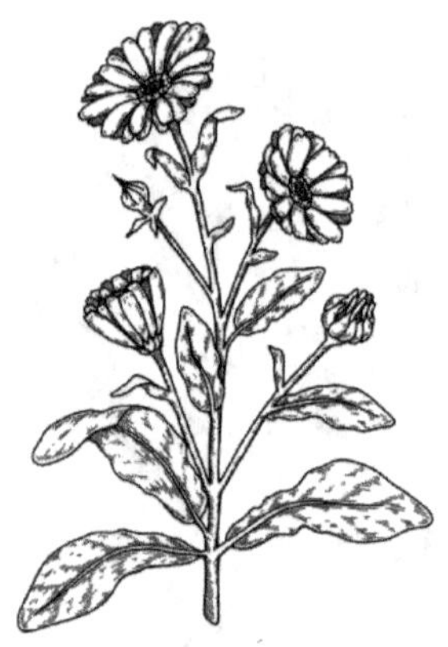

Ingrédients

- o 1 cuillère à soupe d'huile de calendula
- o 1 cuillère à soupe de cire d'abeille
- o 1 cuillère à soupe d'eau de rose

Instructions :

1. Dans une petite casserole, faites fondre l'huile de calendula et la cire d'abeille à feu doux jusqu'à ce qu'elles soient bien mélangées.

2. Retirez du feu et ajoutez l'eau de rose.

3. Mélangez bien et versez la pommade dans un contenant propre.

4. Appliquez cette pommade douce sur les éruptions cutanées de votre tout-petit pour apaiser la peau.

Assurez-vous de consulter un professionnel de la santé avant d'administrer des remèdes à base de plantes à un tout-petit, surtout s'il présente des problèmes de santé sous-jacents.

Soins pour les Enfants d'Âge Scolaire

Les enfants d'âge scolaire sont souvent confrontés à des problèmes de santé tels que les rhumes, les maux de gorge et le stress lié à l'école. Explorez comment les plantes médicinales peuvent être utilisées pour aider les enfants d'âge scolaire à maintenir leur bien-être et à gérer ces problèmes de manière naturelle.

Plantes pour les Enfants d'Âge Scolaire

Échinacée (Echinacea purpurea)
L'échinacée est un stimulant immunitaire naturel qui peut aider à prévenir les rhumes et à renforcer le système immunitaire des enfants.

Thym (Thymus vulgaris)
Le thym a des propriétés antimicrobiennes et peut être utilisé pour soulager les maux de gorge et la toux chez les enfants.

Mélisse (Melissa officinalis)
La mélisse a des propriétés calmantes et peut aider à réduire le stress lié à l'école.

Menthe poivrée (Mentha x piperita)
La menthe poivrée peut être utile pour soulager les maux de tête et améliorer la concentration.

Infusion d'Échinacée pour Renforcer le Système Immunitaire

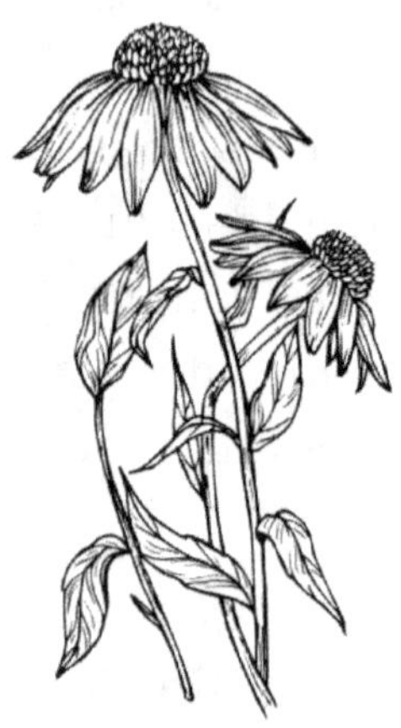

Ingrédients
- o   1 cuillère à café de racine d'échinacée séchée
- o   1 tasse d'eau bouillante

Instructions

1. Dans une tasse, placez la racine d'échinacée séchée.

2. Versez 1 tasse d'eau bouillante sur la racine d'échinacée.

3. Couvrez la tasse et laissez infuser pendant 10 à 15 minutes.

4. Filtrez le mélange pour éliminer les morceaux de racine.

5. Donnez une petite quantité de cette infusion tiède à votre enfant chaque matin pour renforcer son système immunitaire.

Sirop à la Menthe Poivrée pour les Maux de Tête

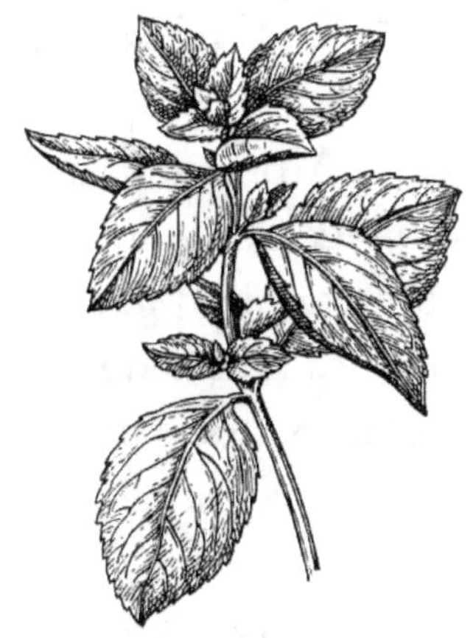

Ingrédients
- o   1/2 tasse d'eau
- o   1 cuillère à soupe de feuilles de menthe poivrée séchées
- o   2 cuillères à soupe de miel

Instructions :

1. Dans une petite casserole, faites bouillir l'eau.

2. Ajoutez les feuilles de menthe poivrée et laissez infuser pendant 10 minutes.

3. Filtrez le mélange pour éliminer les feuilles.

4. Ajoutez le miel au liquide refroidi et mélangez bien.

5. Donnez une cuillère à café de sirop de menthe poivrée à votre enfant en cas de maux de tête.

Adolescents et Plantes Médicinales

Les adolescents font face à des défis uniques en matière de santé, notamment les changements hormonaux, la croissance et le stress. Découvrez comment les plantes médicinales peuvent être utilisées pour soutenir la santé des adolescents, y compris la gestion des problèmes de peau, des déséquilibres hormonaux et du stress lié aux études et à la vie sociale.

Plantes pour les Adolescents

Bardane (Arctium lappa)

La bardane est connue pour ses propriétés purifiantes et peut aider à traiter les problèmes de peau tels que l'acné chez les adolescents.

Agnus castus (Vitex agnus-castus)

L'agnus castus peut être utilisé pour aider à équilibrer les fluctuations hormonales chez les adolescents, en particulier les filles.

Valériane (Valeriana officinalis)

La valériane a des propriétés relaxantes et peut être utilisée pour soulager le stress et l'anxiété liés aux études et à la vie sociale.

Menthe poivrée (Mentha x piperita)

La menthe poivrée peut être utile pour soulager les maux de tête fréquents chez les adolescents.

Décoction de Bardane pour l'Acné

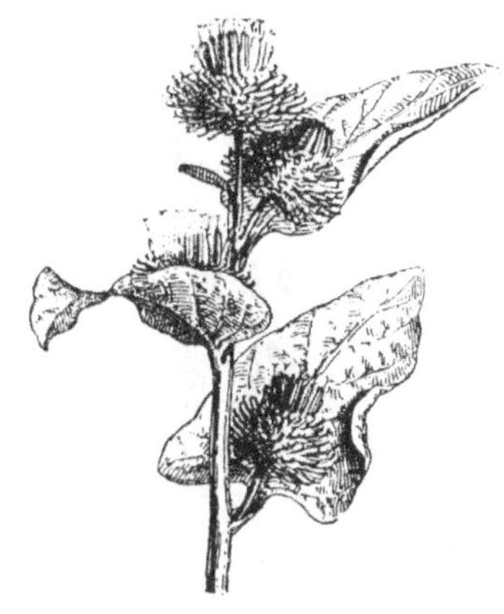

Ingrédients

o   1 cuillère à soupe de racine de bardane séchée

o   1 tasse d'eau

Instructions :

1. Dans une casserole, placez la racine de bardane séchée.

2. Ajoutez 1 tasse d'eau et portez à ébullition.

3. Réduisez le feu et laissez mijoter pendant 10 minutes.

4. Filtrez la décoction pour éliminer la racine.

5. Laissez refroidir et donnez-en une petite quantité à votre adolescent chaque jour pour traiter l'acné.

Tisane à la Valériane pour le Stress

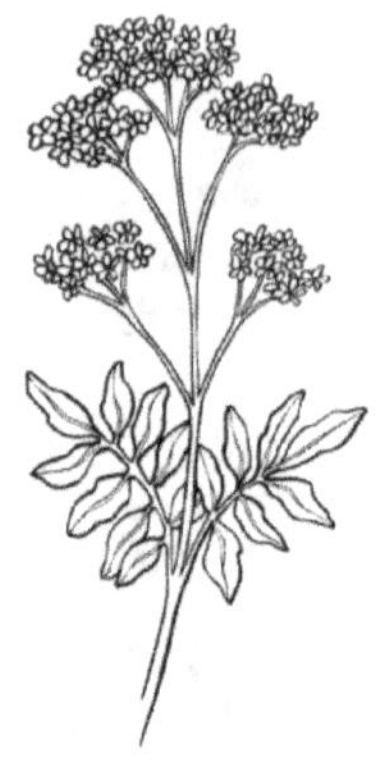

Ingrédients

- o   1 cuillère à café de racine de valériane séchée
- o   1 tasse d'eau chaude

Instructions :

1. Dans une tasse, placez la racine de valériane séchée.

2. Versez 1 tasse d'eau chaude sur la racine.

3. Couvrez la tasse et laissez infuser pendant 10 minutes.

4. Filtrez la tisane pour éliminer la racine.

5. Donnez une tasse de cette tisane à votre adolescent le soir pour favoriser la détente.

Troubles Spécifiques

Dans ce chapitre, nous aborderons trois troubles de santé courants qui touchent de nombreuses personnes à travers le monde. Vous découvrirez comment les plantes médicinales peuvent jouer un rôle dans la gestion de ces affections et vous aider à maintenir votre santé globale.

Hypertension Artérielle

L'hypertension artérielle, également connue sous le nom de tension artérielle élevée, est un facteur de risque majeur pour de nombreuses maladies cardiovasculaires. Vous apprendrez quelles plantes médicinales peuvent aider à réguler la pression artérielle et à soutenir la santé cardiovasculaire.

Plantes pour l'Hypertension Artérielle

Ail (Allium sativum)
L'ail a des propriétés vasodilatatrices et peut aider à abaisser la pression artérielle. Il peut être consommé cru, cuit ou sous forme de complément alimentaire.

Aubépine (Crataegus spp.)
L'aubépine est connue pour ses effets bénéfiques sur la santé cardiovasculaire, notamment pour réguler la pression artérielle.

Feuille d'olivier (Olea europaea)
La feuille d'olivier a des propriétés antihypertensives et peut aider à abaisser la pression artérielle.

Valériane (Valeriana officinalis)
La valériane a des propriétés relaxantes et peut aider à réduire le stress, ce qui peut contribuer à la gestion de la pression artérielle.

Infusion d'Aubépine

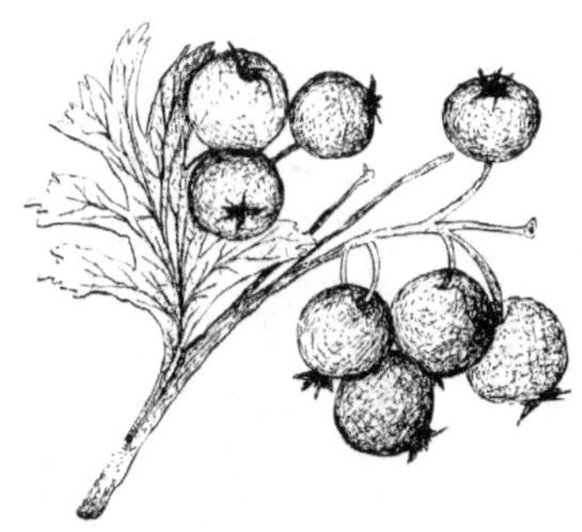

Ingrédients

- o   1 cuillère à café de fleurs d'aubépine séchées
- o   1 tasse d'eau chaude

Instructions :

1. Dans une tasse, placez les fleurs d'aubépine séchées.

2. Versez 1 tasse d'eau chaude sur les fleurs.

3. Couvrez la tasse et laissez infuser pendant 15 minutes.

4. Filtrez l'infusion pour éliminer les fleurs.

5. Buvez une tasse d'infusion d'aubépine chaque jour pour aider à réguler la pression artérielle.

Teinture d'Ail

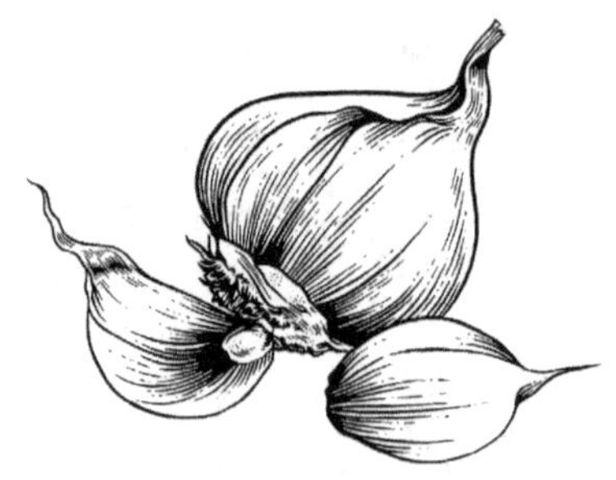

Ingrédients :
- 10 gousses d'ail pelées
- 1/2 tasse de vodka

Instructions :
1. Placez les gousses d'ail pelées dans un bocal en verre.
2. Versez la vodka sur les gousses d'ail.
3. Fermez hermétiquement le bocal et laissez macérer pendant 2 semaines, en secouant le bocal tous les jours.
4. Après 2 semaines, filtrez la teinture pour éliminer les gousses d'ail.
5. Prenez 10 à 20 gouttes de teinture d'ail diluée dans de l'eau chaque jour pour aider à réguler la pression artérielle.

Diabète de Type 2

Le diabète de type 2 est une maladie métabolique chronique qui affecte la manière dont votre corps utilise le glucose. Nous explorerons les plantes médicinales qui peuvent aider à réguler la glycémie et à soutenir la gestion du diabète de type 2.

Plantes pour le Diabète de Type 2

Cannelle (Cinnamomum verum)

La cannelle peut aider à améliorer la sensibilité à l'insuline et à réguler la glycémie.

Gymnema (Gymnema sylvestre)

Le gymnema est connu pour son effet sur la réduction des envies sucrées et peut contribuer à maintenir une glycémie équilibrée.

Fenugrec (Trigonella foenum-graecum)

Le fenugrec peut aider à réguler la glycémie et à améliorer le contrôle glycémique.

Ginseng (Panax ginseng)

Le ginseng peut avoir des effets positifs sur la glycémie en aidant à stabiliser les niveaux de sucre dans le sang.

Infusion de Cannelle et de Fenugrec

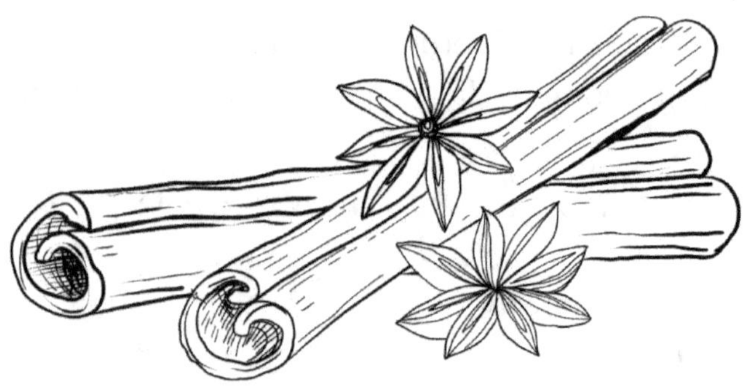

Ingrédients

- o 1 cuillère à café de cannelle en poudre
- o 1 cuillère à café de graines de fenugrec
- o 1 tasse d'eau chaude

Instructions

1. Dans une tasse, mélangez la cannelle en poudre et les graines de fenugrec.

2. Versez 1 tasse d'eau chaude sur le mélange.

3. Couvrez la tasse et laissez infuser pendant 15 minutes.

4. Filtrez l'infusion pour éliminer les graines de fenugrec.

5. Buvez une tasse de cette infusion chaque jour pour aider à réguler la glycémie.

Teinture de Gymnema

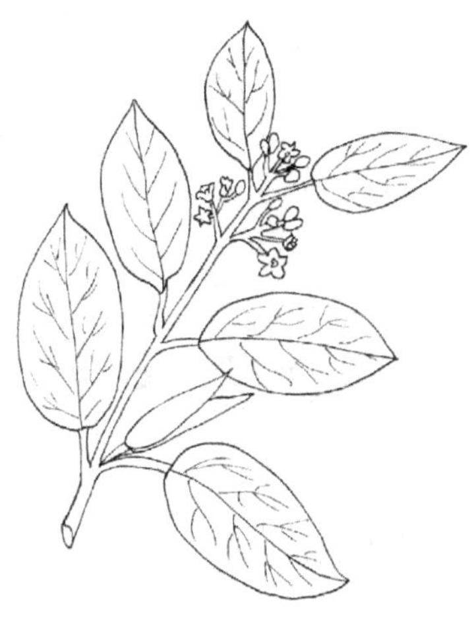

Ingrédients

o   1 cuillère à café de teinture de gymnema (disponible en magasin d'aliments naturels)
o   1/4 de tasse d'eau

Instructions :

1. Diluez 1 cuillère à café de teinture de gymnema dans 1/4 de tasse d'eau.
2. Prenez cette solution chaque jour avant un repas principal pour aider à réduire les envies sucrées et à soutenir la gestion de la glycémie.

Cholestérol Élevé

Un taux de cholestérol élevé peut augmenter le risque de maladies cardiovasculaires. Vous découvrirez comment certaines plantes médicinales peuvent aider à réduire le cholestérol LDL (mauvais cholestérol) et à maintenir un profil lipidique sain.

Plantes pour le Cholestérol Élevé

Ail (Allium sativum)
L'ail peut contribuer à réduire le cholestérol LDL et à soutenir la santé cardiovasculaire.

Artichaut (Cynara scolymus)
Les feuilles d'artichaut contiennent des composés qui peuvent aider à réduire le cholestérol.

Fenugrec (Trigonella foenum-graecum)
Le fenugrec peut contribuer à réduire les taux de cholestérol total et LDL.

Ortie (Urtica dioica)
L'ortie peut avoir des effets positifs sur le profil lipidique et la réduction du cholestérol.

Infusion d'Ail et de Fenugrec

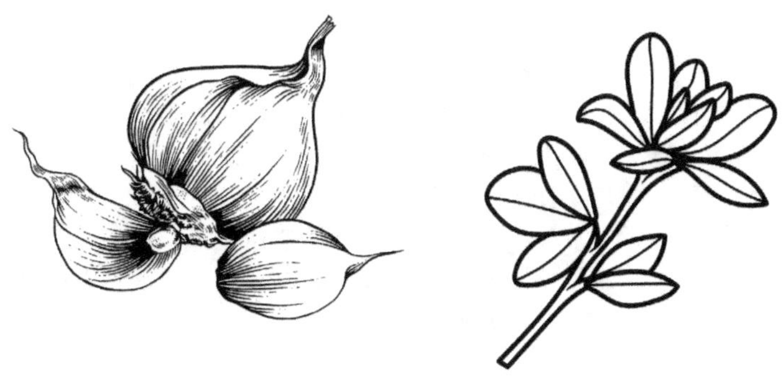

Ingrédients

- o 1 gousse d'ail écrasée
- o 1 cuillère à café de graines de fenugrec
- o 1 tasse d'eau chaude

Instructions :

1. Dans une tasse, mélangez la gousse d'ail écrasée et les graines de fenugrec.

2. Versez 1 tasse d'eau chaude sur le mélange.

3. Couvrez la tasse et laissez infuser pendant 15 minutes.

4. Filtrez l'infusion pour éliminer les morceaux d'ail et les graines de fenugrec.

5. Buvez une tasse de cette infusion chaque jour pour aider à réduire le cholestérol.

Teinture d'Ortie

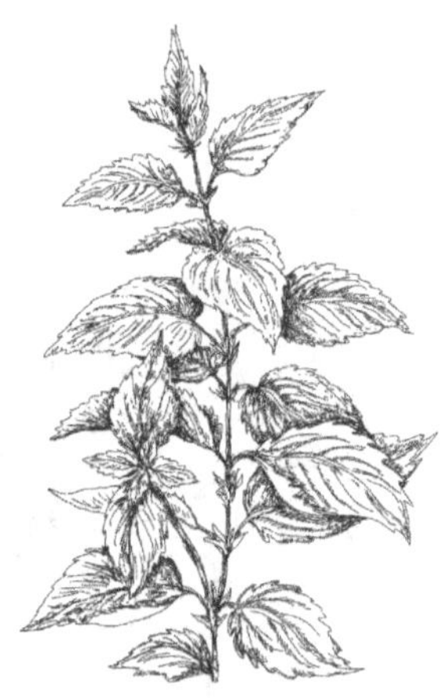

Ingrédients
- 1 cuillère à café de teinture d'ortie (disponible en magasin d'aliments naturels)
- 1/4 de tasse d'eau

Instructions :

1. Diluez 1 cuillère à café de teinture d'ortie dans 1/4 de tasse d'eau.

2. Prenez cette solution chaque jour pour soutenir la réduction du cholestérol.

Gestion du Poids et Métabolisme

La gestion du poids et du métabolisme joue un rôle essentiel dans la santé globale. Dans ce chapitre, nous explorerons comment les plantes médicinales peuvent être utilisées pour favoriser une perte de poids naturelle, réguler l'appétit et équilibrer le métabolisme.

Perte de Poids Naturelle

La perte de poids naturelle peut être atteinte grâce à un mode de vie sain comprenant une alimentation équilibrée et de l'exercice régulier. Certaines plantes médicinales peuvent soutenir ce processus en aidant à brûler les graisses, à augmenter la satiété et à réguler la glycémie.

Plantes pour la perte de poids

Thé Vert (Camellia sinensis)
Le thé vert est riche en catéchines, des antioxydants qui peuvent favoriser la combustion des graisses et la perte de poids.

Pissenlit (Taraxacum officinale)
Le pissenlit peut aider à détoxifier le foie et à favoriser une digestion saine, ce qui peut être bénéfique pour la perte de poids.

Infusion de Thé Vert

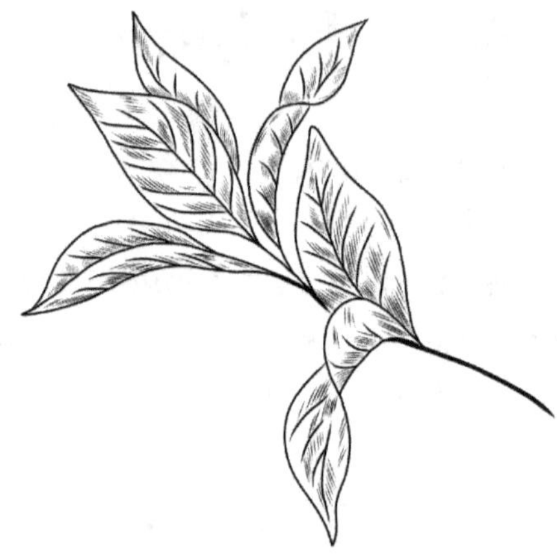

Ingrédients

- o   1 cuillère à café de feuilles de thé vert
- o   1 tasse d'eau chaude

Instructions

1. Placez les feuilles de thé vert dans une tasse.

2. Versez 1 tasse d'eau chaude sur les feuilles.

3. Laissez infuser pendant 3 à 5 minutes.

4. Filtrez l'infusion et buvez-la plusieurs fois par jour pour soutenir votre objectif de perte de poids.

Régulation de l'Appétit

La régulation de l'appétit est importante pour éviter la suralimentation et les fringales. Certaines plantes médicinales peuvent aider à réduire l'appétit de manière naturelle.

Plantes pour la régulation de l'appétit

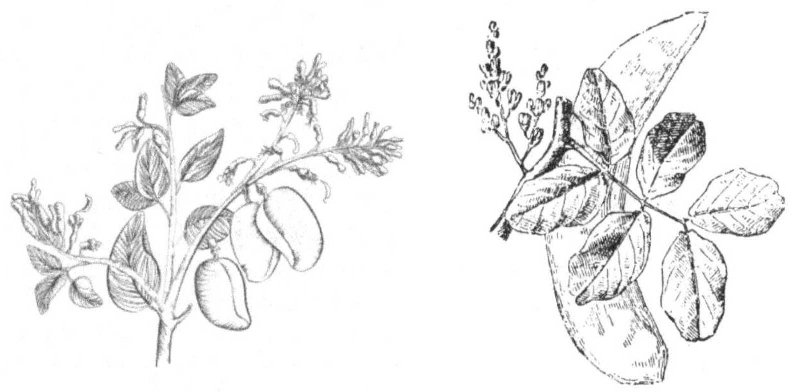

Griffonia (Griffonia simplicifolia)
Les graines de griffonia contiennent du 5-HTP, un précurseur de la sérotonine qui peut aider à réguler l'appétit et à améliorer l'humeur.

Caroube (Ceratonia siliqua)
La caroube est riche en fibres et peut favoriser la sensation de satiété, ce qui peut aider à contrôler l'appétit.

Infusion de Griffonia

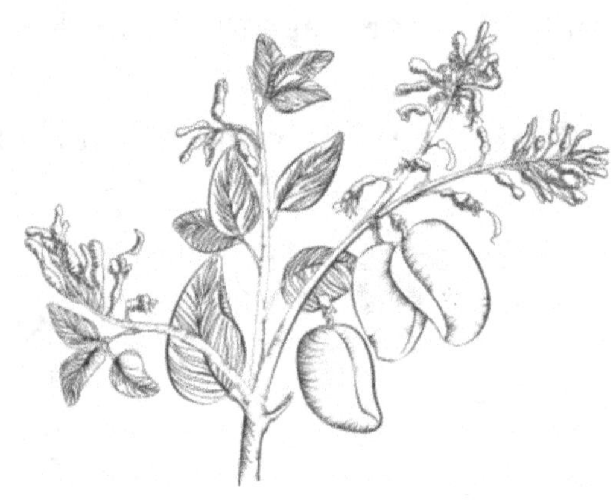

Ingrédients
- ○   1 cuillère à café de graines de griffonia
- ○   1 tasse d'eau chaude

Instructions
1. Placez les graines de griffonia dans une tasse.
2. Versez 1 tasse d'eau chaude sur les graines.
3. Laissez infuser pendant 10 minutes.
4. Filtrez l'infusion et buvez-la avant les repas pour aider à réguler l'appétit.

Équilibrer le Métabolisme

Un métabolisme équilibré est essentiel pour brûler des calories de manière efficace. Certaines plantes médicinales peuvent soutenir un métabolisme sain.

Plantes pour équilibrer le métabolisme

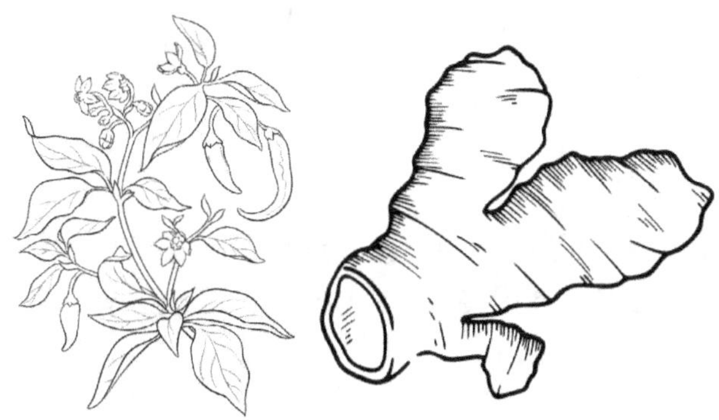

Poivre de Cayenne (Capsicum annuum)
Le poivre de Cayenne peut augmenter temporairement le métabolisme en stimulant la thermogenèse.

Curcuma (Curcuma longa)
La curcumine, le composé actif du curcuma, peut aider à réguler le métabolisme et à soutenir une réponse inflammatoire saine.

Infusion de Curcuma et de Poivre de Cayenne

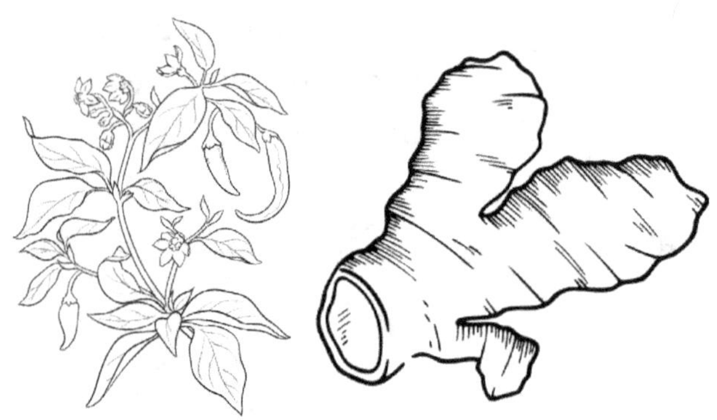

Ingrédients

- o   1 cuillère à café de poudre de curcuma
- o   1/4 de cuillère à café de poivre de Cayenne
- o   1 tasse d'eau chaude

Instructions :

1. Mélangez la poudre de curcuma et le poivre de Cayenne dans une tasse.

2. Versez 1 tasse d'eau chaude sur le mélange.

3. Laissez infuser pendant 5 minutes.

4. Filtrez l'infusion et buvez-la une fois par jour pour soutenir l'équilibre métabolique.

Vieillissement en Santé

Le vieillissement en santé est un objectif essentiel pour de nombreuses personnes à mesure qu'elles avancent en âge. Dans ce chapitre, nous explorerons comment les plantes médicinales peuvent être utilisées pour soutenir le vieillissement en bonne santé, préserver la mémoire et améliorer la fonction cognitive.

Soutien pour le Vieillissement en Bonne Santé

Le vieillissement en santé implique de maintenir la vitalité physique et mentale, ainsi que de prévenir les maladies liées à l'âge. Certaines plantes médicinales peuvent être bénéfiques pour soutenir cette démarche.

Plantes pour soutenir le vieillissement en bonne santé

Ginseng (Panax ginseng)
Le ginseng est réputé pour ses propriétés adaptogènes, qui peuvent aider à augmenter la résistance au stress et à améliorer la vitalité.

Ginkgo Biloba (Ginkgo biloba)
Le ginkgo biloba est connu pour ses effets positifs sur la circulation sanguine cérébrale et peut soutenir la santé cognitive.

Infusion de Ginseng et Ginkgo Biloba

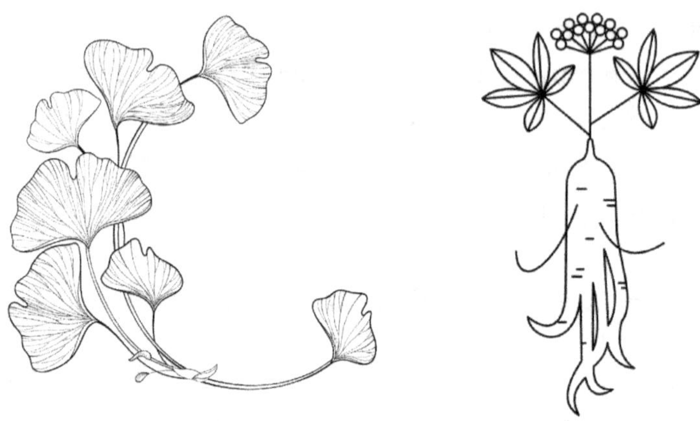

Ingrédients

- 1 cuillère à café de ginseng en poudre
- 1 cuillère à café de feuilles de ginkgo biloba séchées
- 1 tasse d'eau chaude

Instructions

1. Mélangez la poudre de ginseng et les feuilles de ginkgo biloba dans une tasse.

2. Versez 1 tasse d'eau chaude sur le mélange.

3. Laissez infuser pendant 10 minutes.

4. Filtrez l'infusion et buvez-la une fois par jour pour soutenir le vieillissement en bonne santé.

Mémoire et Fonction Cognitive

Le maintien de la mémoire et de la fonction cognitive est essentiel pour une vieillissement en santé. Certaines plantes médicinales peuvent aider à préserver la mémoire et à améliorer la clarté mentale.

Plantes pour soutenir la mémoire et les fonctions cognitives

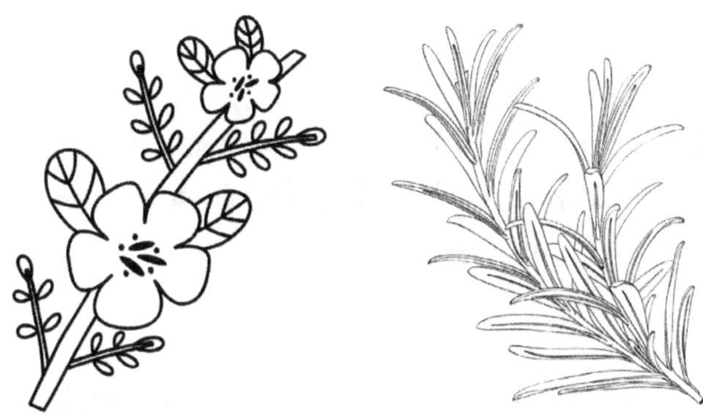

Bacopa (Bacopa monnieri)
La bacopa est traditionnellement utilisée pour améliorer la mémoire et la concentration.

Romarin (Rosmarinus officinalis)
Le romarin contient des composés qui peuvent stimuler la circulation sanguine vers le cerveau et favoriser la clarté mentale.

Infusion de Bacopa et Romarin

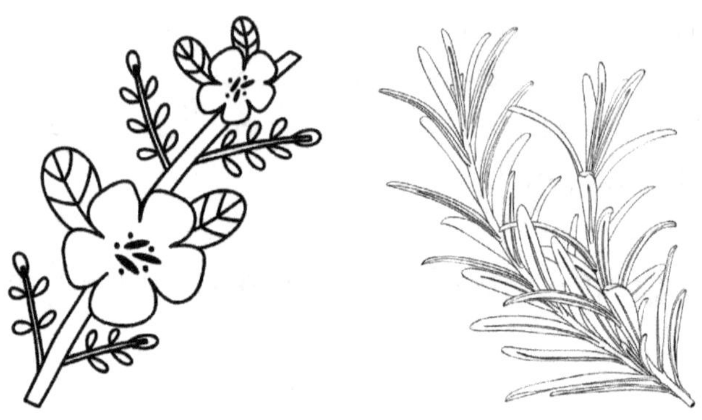

Ingrédients

- o   1 cuillère à café de feuilles de bacopa séchées
- o   1 cuillère à café de feuilles de romarin séchées
- o   1 tasse d'eau chaude

Instructions :

1. Mélangez les feuilles de bacopa et de romarin dans une tasse.

2. Versez 1 tasse d'eau chaude sur le mélange.

3. Laissez infuser pendant 10 minutes.

4. Filtrez l'infusion et buvez-la une fois par jour pour soutenir la mémoire et la fonction cognitive.

Conclusion

Le Pouvoir de la Nature dans la Guérison

La phytothérapie est une discipline qui nous rappelle le pouvoir extraordinaire de la nature dans la guérison. Depuis des milliers d'années, les plantes médicinales ont été utilisées par les cultures du monde entier pour traiter une multitude d'affections. Leur efficacité, leur sécurité et leur accessibilité en font une option précieuse pour ceux qui recherchent des solutions de santé naturelles.

Au fil de ce livre, nous avons exploré un vaste éventail de plantes médicinales, de leurs propriétés thérapeutiques à leurs applications pratiques. Nous avons abordé les bases de la phytothérapie, vous fournissant les connaissances et les outils nécessaires pour utiliser les plantes en toute sécurité et de manière efficace.

Votre Voyage Personnel vers la Phytothérapie

La phytothérapie est un voyage personnel. Elle vous invite à vous reconnecter avec la nature, à écouter votre corps et à découvrir les merveilles des plantes médicinales. Que vous ayez cherché des remèdes naturels pour des maux courants, recherché des moyens de renforcer votre système immunitaire, ou exploré des traitements pour des problèmes de santé spécifiques, ce livre a été conçu pour vous guider à chaque étape.

Rappelez-vous que la phytothérapie nécessite du respect et de la patience. Chaque plante a ses propres propriétés et peut réagir différemment selon les individus. Consultez un professionnel de la santé si vous avez des questions ou des préoccupations concernant l'utilisation des plantes médicinales, en particulier si vous avez des problèmes de santé sous-jacents ou si vous prenez des médicaments.

Que ce livre serve de source d'inspiration pour votre voyage personnel vers la phytothérapie. Que vous cultiviez vos propres herbes médicinales, prépariez des remèdes maison, ou cherchiez simplement à en savoir plus sur les plantes qui vous entourent, que votre chemin soit rempli de découvertes, de guérison et de bien-être.

En fin de compte, la phytothérapie nous rappelle que la nature est une alliée précieuse dans notre quête d'une vie saine et équilibrée. Prenez le temps d'explorer, d'apprendre et de profiter des bienfaits des plantes médicinales, et que votre santé en récolte les fruits pour les années à venir.

POTIONNEUSE
Soigner grâce aux plantes

MERCI !

Joana CARASCO

Collection : Les grimoires de Joana